人間開發

국민건강을 위한
丹의 氣수련 체험에서 얻은
건강체질개선과
능력개발의 단전호흡

호촌(昊村) 송주섭(宋宙燮)

㈜웃는나무
LAUGHING TREE

목 차

‖ 국민들에게 드리는 말   7
‖ 추천사   16

1. 건강한 체질개선과 잠재능력이 나오는 기(氣)   17
2. 무녀리의 기(氣)는 성공한다   50
3. 또 다시 다가오는 시련의 세월   58
4. 우학도인 권태훈 선생을 만나다   68
5. 단전호흡의 기(氣)와 홍익인간의 이념은 세계로   88
6. 정신수련에서 얻은 기(氣)   96
7. 정신수련의 기(氣) 좌도방(左道方)   98
8. 도인(導引)   126
9. 기를 단전에 들어오게 하는 요령과 소주천(小周天)   181
10. 앉은 자세에서의 소주천 기행로   190
11. 대주천(大周天)의 과정   210

부록   261
修丹日記   275

_ 국민들에게 드리는 말

  이 책은 40대에서 60대까지 많은 남녀가 사회활동을 하면서 과도한 정신적 육체적 피로로 각종 병에 걸리지 않게 하고 체질 개선으로 좀 더 건강하게 사람다운 길을 걷게 해주는 책이다. 이 책을 읽고 우주의 기(氣)를 내 몸으로 들어오게 하면 체질이 건강하게 개선되며, 잠재능력을 발휘하여 사회에서 유능한 사람이 될 수 있다. 그렇지만 이 책 전부를 한 번에 이해하고 수련한다는 것은 어려운 일이다.

  이 책 중에서 먼저 이해하고 알아두어야 할 것은 도인(導引)(p.126 참조)이며 이 과정을 1, 2개월 능숙하게 수련하여 혈액순환과 육신을 부드럽게 해준 다음에 단전호흡을 해야 한다.

  단전호흡 중에서도 먼저 해야 할 것은 조식호흡법(調息呼吸法)이다. 이는 코로 숨을 10초 동안 들이마시고 입으로 숨을 10초 동안 내쉬는 것을 말한다. 1회 호흡의 길이가 20초가 되게 하는 것이며,(p.182 참조) 끊어지지 않는 호흡이어야 한다.(p.81 참조)

  의식조식호흡법(意識調息呼吸法)에서 의식(意識)[1]이란 우주의 기를 단전에 들어오게 한다(즉 의식을 단전에 주는 호흡법)는 뜻

---
1) 의식(意識) : 정신과 마음의 작용으로 어떠한 행위 등의 이치를 판단, 분별하는 것.

이며, 이를 수련하여 우주의 기를 단전에 쌓이게 하는 것이다.

의식조식호흡법으로 기(氣)가 단전에 쌓이지 않게 된 수련자라면 정식의식조식호흡법(停息意識調息呼吸法)을 권장한다. 이는 코로 숨을 들이마실 때 기가 단전에 쌓이게 한다는 의식을 강하게 하며, 입으로 숨을 내쉴 때 10초간 들이마신 숨을 전부 내쉬지 말고 7초 동안은 기를 단전에 남겨놓는다는 의식을 하며 내쉬고 3초는 숨을 멈추어 기를 단전에 남겨놓는다는 의식을 하는 것이다.(p.184, 186 참조) 의식조식호흡법에서 기가 안들어올 때는 정식의식조식호흡법(停息意識調息呼吸法)으로 수련하면 된다.

기가 단전에 쌓이는 느낌은 여러 가지 증상으로 나타난다. 정력이 솟아 오른다거나 실개미가 오르는 느낌 같은 것이 그것이다. 기가 단전에 쌓인 후에는 기를 임맥과 독맥으로 돌아가게하는 소주천(小周天)(p.37, 190 참조)을 수련한다. 나머지 기행법은 소주천을 오랫동안 수련하면 의식으로 육체 어느 곳이든 기를 보낼 수 있다. 하루라도 쉬는 날 없이 계속 수련하여야 가능하다.

생각하고 더 생각하면 더 알게 되고 실행하고 더 실행하면 더 능력이 나오게 되고 움직이고 더 움직이면 더 건강하게 되고 체질도 개선된다.

모든 인생은 아득한 세상에 태어나 우주공간 속에서 살아가야 할 인간으로서 계속적인 생명체의 유지는 우주의 공기를 자동적으로 들이마시게 되는 것이며 지속적인 생존이 가능하게 되는 것이다. 이에 따라서 천륜(天倫:부모, 자식 , 형제 사이에 변함없는 하늘의 도리의 힘)에 의해서 부모는 갖은 힘을 다하여 자식을 길러내는 의무를 다하게 되고 따라서 자식은 부모를 공경하여야 하는 하늘의 본심(本心)에 따라 인간의 본심(本心)도 하늘 도리에 따르게 되며 가정을 형성하게 되는 자연적인 순리의 힘에 따라서 필연적으로 가정과 사회가 구성되며 여러 사람들이 모여 모두가 앞으로 살아나가는 질서를 위한 법률이 나오게 되는 것이다.

이러한 공동사회 의식에서 정치가 나오게 되며 국가를 조성하여 정치권의 힘에 의해서 행정권을 발동시켜 여러 사람들의 생명과 재산을 유지하게 되어 살아갈 수 있는 것이다. 이러한 과정이 모든 사람들의 힘에 의해서 이루어지게 되는 것이다. 여기에는 나라고 하는 의식이 존재하게 되어 나만을 생각하는 의식에서 나오는 경제적 부유, 권력, 의사소통 전달행위가 드러나게 되며 일부의 사람들은 모든 일을 나눠서 하고자 하는 홍익화(弘益化 : 나누고 나누어서 살아나가는 행위의 홍익인간 사회)로 돌아가는 정치 사회가 되는 것이 아닌가 하는 생각을 하게 된다.

오늘날 21세기를 맞이하는 세계는 모든 것이 세월과 시대에 따라 변하고 바뀌게 되어 물질주의 경제에 휘말려 국가, 사회, 기업, 개인을 막론하고 자신만을 생각하게 되어 나만이 잘살자는 의식은 오늘의 공동사회의 번영을 위한 의식을 가진 사회에서는 인정받지 못하고 있는 것이 세계적 추세이다.

남녀 젊은 세대들은 이에 따르게 되는 부담 때문에 자신의 건강을 잃어버리는 생활 속에서 살다가 건강이 느닷없이 악화되어 생, 사의 기로에 서는 경우가 되어서야 비로소 건강을 챙기게 되는 경우가 많다. 이것은 건강을 챙기고 싶은 생각은 있어도 챙기지 못하는 심리적 여유가 없을 뿐만 아니라 나의 육신이 그만큼 바쁘기 때문일 것이다.

그래서 나는 국민건강을 생각하게 되었다. 여기에는 내가 왜정시대에 태어나 소년시절에 무녀리라는 놀림감이 되었던 일이 계기가 되었다. 지금은 무녀리라는 놀림감을 벗어나 건강한 체질로 바뀌게 되어 그 동기가 된 도인과 단전호흡법을 기술하기에 이른 것이다.

소년시절에 허약체질이었던 사람이 세월이 흘러 어느 시기에 도달되면 성숙하고 건강하게 되는 사람이 되는 경우도 있다. 그것은 성장함에 따라 우주 공간속에 꽉 차여있는 공기 속에 들어있는 여러 가지 우주 에너지를 호흡을 통하여 들이마시게 되어 심장의 기능이 평상시보다 기능이 더욱 좋아지게 되어 전신에 혈액순환이 잘되기 때문에 건강한 체질로 된다고 생각한다. 반대로 건강했던 사람이 성숙함에 따라 건강이 약화되는 경우도 있다. 이것은 우주운행 법칙이기도 하다. 이것은 우주 대자연의 공간속에 들어있는 기운(우주에너지)이 인간의 육신에 들어와 혈액을 순환시켜 생명체를 존속시키고 병균이 들어올 수 없는 체질로 변화시켜 인간 생활을 지속시키고 있는 것이다. 그것은 물과 지기(地氣)의 기운과 하늘의 기운에서 얻어지는 곡식을 먹음으로서 얻어지는 것이다. 이러한 과정을 거쳐 성장하는 인간의 발육이 왕성한 기간은 25세 까지라고 한다. 그리고 성숙장년이 되는 기간을 26세부터 45세까지가 된다고 한다. 노년기에 접어들어 쇠퇴하기 시작하는 46세 부터는 세포의 신진대사가 점차적으로 느려져 세포의 활동기능이 저하되어 노쇠의 현상이 일어나기 시작하는 것이라 한다. 체질에 적합한 혈액을 공급하지 못하여 생리기능이 감소된다는 것이다. 이에 따라 신진대사 작용도 느리게 되어 체질에 따라 지방질의 음식찌꺼기를 배출하지 못하면 비대칭이 생기게 된다. 이로 인하여 여러 가지 성인병이나 병균에 저항력이 감소되어 질병에 걸리기 쉽게 된다. 인간이 성장함에 따라 여러 가지 병균에 오염이 되고 세월이 갈수록 노쇠현상이 일어나게 되어 행복과 즐거운 인생살이가 되지 못하고 체질약화로 인하여 갑자기 다가오는 병마에 시달려 물질문명의 좋은 시대에 건강의 행복을 찾지 못하고 세상을 등지고 간다면 슬픈 인생살이가 될 수 있는 것이다.

한편 인생이 살다가 저 세상으로 떠나가는 것은 당연한 자연의 법칙에 따르는 것이지만, 단학기건강법(丹學氣健康法)은 우주의 기(氣)를 내 몸에 불어넣어 오염되지 않고 늙지 않고 오래살 수 있는 건강법을 찾을 수 있는 것이다. 기의 건강법은 과학이 아니고 보약이 필요 없고 오직 우주의 기를 이용한 건강법이라 할 수 있다. 단학에는 단(丹)의 기법(氣法)이 있다는 것이다. 이것이 건강한 체질로 변화시킬 수 있는 도인(導引 : 우주의 에너지를 모여 끌어당기는 체조가 되는 안마요법의 운동법)이 있고 단전호흡법(丹田呼吸法 :공기 속에 들어있는 우주의 에너지를 호흡으로 단전에다 끌어당겨 그 기(氣)의 압력(壓力)을 생기게 하여 기의 압력으로 건강한 생명체의 체질로 변화시키는 호흡법)이 있다.

이에 대한 건강법은 고대로부터 전하여 내려오는 한민족뿌리사상이 되는 진리훈(眞理訓)에 기록되어 있으며 중국에서는 고대에 단(丹)에 대하여 파벌적으로 조성되어 내려왔다. 그러나 파벌적 주장에 의한 여러 가지 주장에 따른 분파적 수련법이 있다. 그 중 기를 수련하여 건강체질로 성공한 것이 단정파라 볼 수 있다.

이 단(丹)에 대한 건강법은 먼 옛날에 의술이 발달하지 못한 고대인들이 고안하여 건강한 체질로 만들고 신선이 될 수 있는 선도사상에서 나온 것이다. 여기에서는 인간이 부모로부터 선천적으로 물려받은 정(精:정력)과 기(氣:기운)와 신(神:정신)을 선천적으로 물려받아 내려온 기(氣)에다 단전호흡법을 수련하여 우주의 에너지 즉, 기(氣)를 사람의 단전혈에다 축적하여 우주의 기와 인간의 기(氣)와 결합한 건강법을 말하는 것이다.

이러한 건강법으로 옛 시대에는 불로장생(不老長生:늙지 않고 오래 사는 것)도력도 있었고, 신선도 될 수 있었고, 또한 무위자연(無爲自然:육신을 보이지 않는 자연으로 돌아가게 하여 의식만 세상에 남겨놓은 도력)과 염력파급술(念力波及術:내가 원하고 있는 일이 잘 풀리게 하는 도술) 육신통(六神通:여섯가지의 신통력) 기문둔갑(奇問遁甲:신통력을 이용하는 도술) 등이 많이 있었다. 여기에서는 이러한 도술법도 있다는 소개만 하는 것이고 구체적인 언급은 피하기로 한다.

단학(丹學)은 이러한 건강법만이 아니고 수련자의 육신에 우주의 기(氣)가 들어오게 되면 건강한 체질로 변화시키는 것은 당연지사이고 그에 따라 수련자의 육신에 들어있던 잠재된 능력도 발휘된다는 것을 독자여러분에게 알려드린다. 앞으로는 모든 인간들이 살기 어렵고 고달픈 세상살이가 증가되어 인생이 더욱 힘들어지고 어려운 생활과정에서 나오는 이름도 모르는 신종 병균과 싸워야 하는 여러 국민들은 새로운 건강법을 찾아야 할 것이다. 지금 40~50대의 나이에서 직장생활, 사회

생활, 가정생활에 시달리는 남녀 청장년들은 매일의 생활에 적응하다 보면 나의 건강도 잊은 채 병마가 오더라도 모르고 그냥 넘어가는 일이 있을 것이다. 이러한 환경 속에서 활동하는 사람들은 노후의 건강을 위하여 단학 수련에서 스스로 건강한 체질로 변화시키는 것도 현재나 노후에 있어서 좋은 방법이라 생각하는 바이다.

단학 수련은 60세가 넘으면 아무리 많은 수련을 하여도 우주의 기(氣)가 내 몸에 들어 올 수 없다. 그것은 60세가 넘으면 내 몸에 정력이 많지 않아 우주의 기(氣)와 합치하는 힘이 적어지게 되어 기(氣)의 형성이 어렵기 때문이다. 정력이 풍부하게 있어 정(精), 기(氣), 신(神)이 많이 있는 사람이 수련하면 20일에서 6개월만 하여도 내 몸에 우주의 기(氣)가 빠르게 들어올 수 있다.

수련하는 요령과 기간은 매일 수련하되 띄우는 날이 없이 매일 하여야 하고 도인(導引)에 있어서는 매일 아침 일찍이 일어나 부부간에 실시하는 것이 큰 효과가 있다. 아침시간을 이용하여 도인(導引)을 하고, 밤에 잠을 자는 것은 그날의 활동하는 의식과 육체와 모든 육신의 활동의 피로를 풀기 위한 것이며 쉬기 위한 것이다.

아침에는 활동을 다시 개시를 하는데 생동감을 넣어주기 위한 것이다. 그렇기 때문에 자고 일어나 육체에 새로운 활력을 넣어주는 계기를 만드는 것이다.

　도인을 실시하면 그 날 2시간 정도 좋은 기분이 나오게 되고 그 날의 일과가 잘풀리게 된다.

　단전호흡 수련도 매일 빠지지 말고 수련하는 것이 중요하다. 매일 30분에서 40분 정도, 시간이 없으면 20분 정도 20일에서 6개월만 빠지지 말고 수련하면 기가 들어온다.

　이러한 수련을 하여 소주천(小周天)1)이 이루어지면 그 후부터는 의식만 단전에 주면 단전호흡과 소주천이 자동적으로 이루어져 체질변화가 오게 된다.2)

---

2) 소주천(小周天 : 중국에서 유래된 용어로서 우주의 기(氣)와 나에게 있는 기(氣)가 임맥(任脈 : 가슴과 배로 통하는 맥) 독맥(督脈 : 등뼈 24골절뼈에 있는 맥)으로 기(氣)를 돌리는 것.
소주천을 300회~500회 정도 돌리면 우주의 기가 온몸에 퍼지게 된다. 소주천도 의식에 의해서 자동적으로 이루어진다.
의식에는 기의 압력이 따라 다닌다.
육신 어느 곳이고 의식을 주면 기의 압력이 가게 되어 병도 고치게 된다.

_ 추천사

 이 세상엔 어려운 세상의 많은 고난 속에서 살아가는 사람들과 부귀영화나 권력을 누려가며 살고 있는 사람들도 있을 것이다. 그러나 경제적 고통 속에서 사는 사람이나 부귀영화 속에서 사는 사람이나 다같이 병고없는 건강한 삶을 원하는 것은 마찬가지일 것이다.
 이에 80세가 넘는 고령의 연세에도 국민건강을 위하여 단(丹)의 기(氣)를 얻어 병없는 건강한 체질 개선과 잠재능력을 발휘할 수 있는 인간개발이란 책을 발간하시는 송주섭(宋宙燮) 선생을 크게 환영하며 추천하는 바이다.
 나는 한민족뿌리사상에서 단전호흡을 배웠고 수련하여 우주의 에너지(氣)를 얻어 일본에서 자전거 1대를 먹어 뱃속에서 녹히게 된 것을 일본 국민에게 보여준 바가 있고 또한 세계 여러 나라를 순방하며 쇠를 8톤이나 먹어 한민족 뿌리사상을 과시하기도 하였다. 지금도 나는 쇠를 먹고 한민족뿌리사상에 있는 수련법의 하나인 기문둔갑장신법(奇門遁甲藏身法)도 보여주고 있다. 여러분은 호촌 송주섭(昊村 宋宙燮)선생이 체험한 단의 기(氣)건강법을 참고하여 병없는 건강한 체질로 개선하는 데 도움이 되기를 진심으로 바란다.

三法氣修鍊世界總本部 세계기네스북 등록 김승도(金昇燾)

1

건강한 체질개선과 잠재능력이 나오는 기(氣)

　여기서 기(氣)라고 하는 것은 눈으로 볼 수는 없지만 도인(導引 : 우주 공간에 있는 기운을 의식으로 이끌어 들이는 지압술로서 혈액을 잘 순환시켜 온 몸을 부드럽게 지압하는 요령)과 단전호흡(丹田呼吸 : 호흡을 숨을 코로 길게 들어 마시고 입으로 숨을 짧게 내쉬는 호흡)을 수련하여 뱃속에 있는 단전혈에다 우주 공간속에 있는 기(氣:우주의 에너지가 들어 있는 것을 총체적으로 기(氣)라 한다)를 채워지게 하는 요령법을 정법대로 수련하는 사람은 우주의 기(氣)가 수월하게 단전에 들어오게 되어 계속 수련하면 기(氣)의 압력이 생겨 병도 고쳐주고 생명도 연장되고 건강한 체질로 변화시킬 수 있다.

그러나 단전호흡을 하는 사람은 술, 담배를 끊어야 하고 하루라도 띄었다 다음 날 수련하면 기(氣)가 잘 들어오지 않는다. 폐의 기능이 허약하여 호흡이 장애가 있는 사람은 도인(導引)은 수련하되 호흡 수련을 하더라도 기(氣)가 잘 들어오지 않는다.3)

그러나 허약체질인 사람, 간(肝)이 나쁜 사람, 음식을 짜게 먹어 혈액순환이 잘 안되는 사람, 중풍을 예방하고자 하는 사람, 기억력이 약한 사람, 당뇨, 고혈압이 초읽기에 있는 사람, 60세 이하의 연령으로서 정력(精力 : 정액, 홀몬)이 많이 있는 사람은 누구나 도인(導引)과 단전호흡(丹田呼吸)을 매일 수련하면 우주의 기(氣)를 얻을 수 있다. 수련할 때는 반드시 의식으로 우주의 기(氣)를 단전에 들어오게 한다는 것을 주어야 한다.

특히나 정력(精力)이 많이 있는 25세 이하의 사람은 20일 아니면 1개월 이내에 기(氣)를 얻을 수 있다. 그러나 정력이 많지는 않더라도 보통이 되는 사람이라면 누구나 1년 이내의 기간 동안 매일 수련하면 기(氣)가 단전에 들어올 수 있다.

수련자가 단전에 기(氣)가 들어오면 여러 가지 증상이 몸에 나타나게 된다. 이에 대해서는 뒤에 자세하게 그림으로 설명

---

3) 기(氣)는 눈으로 보이지 않지만 도인과 단전호흡을 정법(正法)대로 수련하면 실제로 내 몸에 기가 존재하게 되어 건강한 체질개선과 잠재된 능력이 나오게 된다. 무중생유기(無中生有氣 : 없는 중에 있는 것이 나오게 되는 것)

하였다. 기(氣)가 들어와 오랫동안 수련하면 단전에서 강한 기(氣)의 압력이 생겨 고령에서도 보행이나 등산 등 젊은 사람과 같이 행동하게 된다. 식사도 많이 하지 않는다. 여기서 말하는 기(氣)의 압력은 건강에 대한 기를 말하는 것이다.

기(氣)의 압력은 일기예보상의 기후에 관한 압력이 아니다. 여기서 말하는 기(氣)의 압력(壓力)은 단전호흡을 수련하여 얻어지는 것이며, 선천적으로 있는 기(氣)는 내가 태어날 때 부모로부터 선천적으로 물려받은 정(精 : 정력 즉 정액을 말한다는 뜻) 기(氣 : 정력에서 나오는 기운의 힘, 즉 활동하고 움직일 수 있는 힘) 신(神 : 정신 즉 몸을 움직이게 하는 뇌의 기능) 이러한 정(精), 기(氣), 신(神)이 내몸에 있는 것을 선천적 기(氣)라고 한다.

이같이 내 몸에 있는 기(氣)에다 도인(導引)과 단전호흡(丹田呼吸)을 수련하여 내 몸에 있는 단전혈(丹田穴 : 한방에서는 기해(氣海)라고 한다. 이 혈에는 정력이 많이 모여있는 곳이라 하여 기해라고 하고 단학에서는 단전(丹田)이라 한다. 이것을 단학에서는 통괄하여 기(氣)라고 한다.)에 쌓이게 하는 수련을 단전호흡이라 말한다.

도인과 단전호흡을 수련하여 우주의 기(氣)를 사람의 단전혈에 많이 축적시키면 사람의 기(氣)와 우주의 기(氣)가 합쳐져 단전에 쌓이게 된다. 이렇게 생긴 기(氣)를 의식으로 움직이게 할 수 있게 된다. 이런 경지가 되면 단전에 축적된 기(氣)를 독맥(督脈)에 소속되어 있는 장강혈(長强穴) 또는 미려혈(尾閭穴 : 중국에서 나온 혈의 명칭)에 강한 의식을 주어 단전에 쌓인 기(氣)를 독맥(督脈)에 소속된 장강혈(長强穴)에 올리는 것이다. (p. 37~190 그림 참조) 이때에 기(氣)의 압력(壓力)이 생기게 된다. 즉, 의식으로 단전에 싸여있는 기(氣)를 독맥으로 올릴 때 기의 압력이 생기게 된다. 이로 인하여 기(氣)가 독맥을 통과하여 백회혈(百會穴)까지 올라가면 다음에는 백회혈에 머문 기(氣)를 임맥(任脈)으로 기(氣)를 의식으로 단전혈로 내리고 다시 단전혈에 머문 기(氣)를 장강혈(長强穴)로 올리고 백회혈에 머문 기(氣)를 임맥으로 내리고 하는 것을 반복하여 독맥으로는 기를 높이고 임맥으로는 기를 내리는 것을 소주천(小周天 : 중국 당나라시대에 유래된 말이다.) 이라 한다. 임, 독맥으로 우주의 기(氣)를 오랫동안 돌리면 모든 병균의 침입을 막아준다. 또 여러 가지 병이 들어오더라도 기(氣)의 압력이 병을 몰아낸다.

  기(氣)를 얻는 호흡법도 다양한 종류가 있으며 우주의 기(氣)를 단전에 쌓이게 하여 그 기(氣)를 이용하는 도력도 다양하게 있다. 기(氣)의 쓰임새도 여러 가지로 나눌 수 있다. 기(氣)를 이용하는 방법도 좌도방(左道方), 우도방(右道方)으로 나눌 수 있으나 모든 것을 여기다 기재하기란 어렵다. 여기에서는 건강한 체질로 바꾸는 기(氣), 수련과정과 신선(神仙 : 우주의 도를 닦은 사람) 체질로 바꾸는 기(氣)를 수련하는 요령만 말하기로 한다.

기(氣)의 종류에는 정기(正氣 : 도덕과 윤리에 따른 기(氣)로서 순천양생(順天養生 : 하늘의 기에 따라 내몸을 기르는 것) 하는 기(氣)와 중선봉행(衆善奉行 : 여러 사람에게 선행을 베푸는 행위 등을 말하는 것)등의 정기가 있고 사기(邪氣 : 정당한 기(氣)를 갖지 못하여 나쁜 짓을 하는 기(氣))가 있다.

여기에서는 정기(正氣)만을 말하는 것이며, 우주의 에너지(氣)를 나의 몸에 있는 단전(丹田)에다 축적하여 건강한 체질로 변화시키는 수련법만을 말하는 것이다.[4]

더욱 수련을 계속하면 정신수련에서 얻게 되는 기(氣)는 신선으로 들어갈 수 있는 기회를 얻을 수 있다.

사기(邪氣)에 대하여서는 인류에게 피해를 주는 기(氣)가 됨으로 여기에서는 말하지 않기로 한다. 다만 정기(正氣)에 대해서만 말하기로 한다. 정기(正氣)에는 선천적 기(先天的 氣) 정기(正氣)가 있고 후천적 기(後天的 氣) 정기(正氣)가 있다.

정기(正氣)의 선천적 기(先天的 氣 : 부모로부터 물려 받은

---

[4] 대한민국의 기(氣)는 10년전서 부터 앞으로 2000년간 대운이 와 있다고 본다. 그러나 국민의식에 대해서 젊은 세대들의 나만을 생각하는 의식을 벗어나 앞으로 여러 사람과 같이 살아나갈 길은 중국의 영토로 되어있는 발해의 땅을 앞으로 젊은 세대들의 힘으로 옛 우리의 땅을 되찾는 일이다.

기)에는 정(精), 기(氣), 신(神)이 있다.

①정(精 : 정력) 모든 인간이 처음에 이 세상에 태어날 때부터 누구나 부모로부터 정(精 : 정력) 기(氣 : 기운) 신(神 : 정신)의 생명의 원동력이 되는 「에너지」를 타고 나온 것이다.

② 기(氣 : 인간의 생명체를 지키는 원동력이 되는 힘) 기(氣)에 대하여 광범위하게 말할 때 인간을 포함한 우주만물을 다루는 우주의 기(氣)를 「에너지」, 이를 기(氣)라고 말하는 것이다. 우주의 기(氣)속에는 총체적으로 말할 때 우주의 기(氣)속에 존재하는 더운 공기, 추운 공기, 맑은 공기, 시원한 공기, 습한 공기, 서늘한 공기, 상쾌한 공기, 춘, 하, 추, 동 사계절을 운용하는 우주운행을 발휘하는 기운, 이런 것들이 우주의 정기(正氣)가 되고 사기(邪氣)로서는 태풍, 폭우, 폭설, 뇌성벽력이 있다. 즉, 우주의 운행은 좋은 기운과 나쁜 기운이 있는 것이다. 그래서 차별적 운행으로 나눌 수 있다. 따라서 우주운행에는 우주만물에 대하여 같은 조건하에서 우주의 기(氣)를 주는 것이 아니라 차별적으로 우주의 기(氣)를 주어서 우주만물을 차별화되게 기르고 있기 때문에 우주만물은 차별적으로 존재하고 있는 것이다.

우주운행에서 사기(邪氣 : 태풍, 폭우, 벼락 등)를 제외하고는 우주의 기(氣)는 인간과 더불어 우주 만물에게 홍익화(弘益化 : 모두에게 골고루 유익을 주는 것)되게 도움을 주고 있다.

예컨대, 태양(太陽)의 빛은 우주만물에게 고르게 빛을 주고 있는 것이다. 사람에게는 홍익인간(弘益人間)을 진행하고 있으며 또 한편으로는 모든 인류와 대자연과 우주만물이 더불어 존재하게 하고 있으며 서로가 홍익화되어 도움을 주고 받고 있으나 우주의 기(氣)의 운행은 모든 만물에게 주는 「에너지」의 기운과 공기와 공간은 평등하게 유익을 주고 있는 것이나 그 존재하는 가치는 차별화되고 있다.[5] 즉, 우주만물의 생명체의 기능과 성장의 속도와 만물의 사용의 가치가 같은 것이 아니라 모든 것에 차별적인 우주의 기운을 주고 있다고 할 수 있다. 그러나 우주만물 모두에게 존재할 수 있는 공기와 태양의 기운은 우주만물이 평등하게 받고 있는 것이다. 이를 말하여 우주의 홍익화 기운(弘益化 氣運 : 모두에게 다같이 기운을 주는 것)이라 한다. 그러므로 홍익인간 사상은 천, 지, 인, 우주의 사상이라 말하는 것이라 할 수 있다.

이에 대하여 우주의 기(氣)가 되는 우주운행의 기운 「에너지」, 공기와 태양의 빛은 영원한 것이고 우주만물의 존재는 영원한 것이 아니다. 생명체도 한동안 있다가 없어지는 것이다. 이를 일러 생멸변화(生滅變化 : 나오게 되면 한동안 존재

---

[5] 우주운행의 기는 춘, 하, 추, 동의 기후를 만들어 인류에게 생명의 도움을 주기도 하고 때로는 태풍과 폭우와 폭설과 같은 자연재해로 인류에게 죽음과 고통을 주고 있다. 그러나 인류는 우주가 주는 고통을 극복하여 앞일을 대비하는 지식과 기술을 배우게 된다.

하고 있다가 없어지게 되어 변화하는 것)라 한다. 우주만물이 우주 공간 속에서 한동안 있다가 때가 되면 없어졌다가 다시 나오게 되는 진리적 이치, 즉 대자연에는 생존법칙과 멸실의 법칙이 있는 것이다.

여기서 인간에 대한 생존의 법칙을 생각할 때, 모든 사람들이 한동안 살다가 죽는 것이 자연의 법칙인 것이다. 사람들은 모두 죽는 것을 싫어하고 건강하게 오래 사는 것을 희망하고 있다. 그리하여 건강하게 오랫동안 사는 방법을 고대에서부터 연구한 것이 영원히 존재하는 우주의 기를 사람의 육신에 이식시키려는 방법을 찾게 된 것이다. 이것이 뿌리사상에 있는 진리훈(眞理訓)의 기록에 있는 것을 고구려시대에 알게 되어 수천년 동안 전하여 내려오고 있는 도인(導引)운동과 우주의 기운을 단전호흡 수련을 통해서 기(氣)를 얻는 것이다.

③ 신(神 : 인간의 생명체를 지키기 위해 운동하는 정신력)이란 정신이 육신을 움직이게 하는 동력선 역할을 하고 있는 것이다. 인간은 우주가 지니고 있는 공기와 공간을 이용하여 인간의 편의를 위한 과학적 생활용품(스마트폰, 첨단무기)등을 개발 할 수 있고 인간을 건강한 체질로 만들 수 있는 것은 우주의 공기와 공간에 있는 여러 가지 원소(에너지)를 흡수하여 건강한 생명체의 체질로 만들 수 있다는 것이다.[6]

---

6) 우주의 공기, 공간 속에는 이름도 모르는 여러 가지 요소가 들어 있다. 이를 우주

이를 위하여 먼저 말한 모든 사람에게는 누구나 부모로부터 선천적으로 ①에서 말한 정(精)과 ②에서 말한 기(氣)와 ③에서 말한 신(神)을 물려 받아 생명체를 유지하는 양기(陽氣)가 되어 사람으로서 활동하게 되는 것이고 여기에 우주의 에너지를 집어넣는 것을 단전호흡이라고 한다.
　선천적 기에다 후천적 기를 접목한 것을 여기에서 말하는 기(氣)라고 하는 것이며 우주의 기(氣)라고도 한다.
　이러한 선천적 기와 후천적 기 즉, 우주의 기(氣)와 선천적 기(氣)를 접목한 기(氣)를 오랫동안 독맥과 임맥으로 돌아가게 하는 것을 소주천이라 한다. 소주천을 오랫동안 수련하면 건강한 체질 변화와 잠재능력을 얻게 되어 여러 곳으로 쓸모있는 사람으로 재탄생되는 것이다.
　사람의 정(精), 기(氣), 신(神)에다 도인(導引)과 단전호흡(丹田呼吸)을 수련하여 우주의 기가 되는 후천적 기(後天的 氣)를 단전에 쌓이게 하여 우주의 기(氣)를 독맥과 임맥으로 오랫동안 돌아가게 하여 건강한 체질변화와 나에게 잠재되어 있는 능력을 나오게 하는 것이며 이것이 여기에서 말하는 기(氣)라고 한다.
　기(氣)를 내 몸에 지니기 위해 수련하는 과정에서 얻어지는 우주의 정기(正氣)가 후천적 기(氣)가 되는 것으로 다음과 같

의 기(氣)라고 한다.

은 과정이 있다.

① **연정화기(煉精化氣)** : 단전호흡 수련을 하여 내가 지니고 있는 정력에다 우주의 기(氣)를 끌어들여 단전혈에다 합치시켜 기로 만드는 과정)즉, 선천적 기(氣)에다 후천적 기(氣)를 합치시키는 수련법이다. 이 수련법은 숨을 길게 들이마시고 입으로 숨을 내쉴 때 짧게 내쉬되 의식을 단전에다 주어 기가 단전혈에 쌓이게 한다는 것이다. 이것이 기(氣)를 만드는 첫 번째의 조식호흡법(調息呼吸法 : 호흡을 고르고 길게 들어 마시고 입으로 길게 내쉬는 것)이다. 이것이 단전호흡하는 첫 번째의 수련연습이 된다.

② **연기화신기(煉氣化神氣)** : 이 수련은 숨을 서서히 부드럽게 길게 들어 마시며 입으로 숨을 짧게 내쉬되 의식으로 기(氣)가 단전에 쌓이게 한 다음 의식을 주면서 단전호흡 수련을 수행하여 내 몸에 있는 단전혈에다 우주의 기(氣)와 내몸에 있는 기(氣)를 합치시켜 정신이 가는 곳에 기(氣)도 가게 하는 수련법이다. 단전에 기(氣)가 채워지면 의식으로 내 몸 여러 곳에 기(氣)를 보내게 된다. 여기서 기(氣)의 압력(壓力)이 강하게 생긴다.

체질도 개선되고 잠재능력도 생기게 되며 타고 나온 선천적 재능에 따라 기문둔갑, 염력(念力 : 소주천으로 기(氣)를 임맥과 독맥으로 오랫동안 돌리면 내가 하고자 하는 일에[7] 대해서 정신적 집중으로 인하여 원하였던 일이 자연의 힘에 의해서 우연히 성사되는 원력의 힘)을 하게 된다. 장신법의 도력도 발휘할 수 있는 능력도 생길 수 있다.

③ **연신기환허(煉神氣還虛)** : 대주천(大周天:우주와 교통하는 단계)으로 들어가는 단계이다. 신기(神氣)를 수련하여 정신과 마음을 허(虛)로 돌아가게 하는 수련법[8]이다. 대주천(大周天)에 들어가는 단계로서 육체로부터 내 몸을 나누어지게 하여 양신(陽神 : 생명체의 에너지가 몸에 들어 있는 상태)을 분신(分身 : 내 한몸의 육체에서 또 하나의 육신으로 분리되어 공중으로 떨어져 나와 있는 상태) 즉, 내 육신이 하나 더 생겨 하늘로 올라가서 공중에서 머무는 첫 단계라 할 수 있다. 이는 신선으로 들어가는 첫 번째 입문단계이다.

기(氣)는 다양하게 나누어져 차별적으로 존재하고 있다. 여기서 기(氣)에 대해서 크게 나누어 정기(正氣 : 정당한 기)와 사기(邪氣 : 간사하고 요사스러운 기)로 나눌 수 있다.

정기는 신선이 되는 기(氣)가 있고 생명체를 오랫동안 지는 도력으로서 여러 가지 병을 고치는 기(氣)가 될 수 있다.

사기의 뜻을 가지고 수련한 사람은 괴선(鬼仙 : 타인의 재물

---

7) 기(氣)의 압력을 오랫동안 소주천으로 돌리면 육체의 각 부위별로 우주의 기가 들어가 건강한 체질로 변화시킨다. 또한 오장육부와 근육을 꿈틀거리게 한다.
8) 대주천(大周天 : 소주천을 오랫동안 수련하여 기(氣)가 전신에 가득히 쌓이게 되면 의식으로 기(氣)를 외부로 보내게 되며 내몸을 나눌수도 있고 정신적으로 내 육신을 공중으로 분신하여 우주와 교통할 수 있다. 이런 경지를 대주천이라 한다.

을 탐욕하기도 하고 도깨비 같은 도술을 부려 여러 사람을 괴롭히는 마귀같은 신선)이 있는데 이런 수련을 하여 사기를 지니게 되면 신벌(神罰 : 정당한 신이 나타나게 되어 괴선이 죽게되는 신이 내리는 벌칙)을 받게 된다. 정기로 수련한 사람은 신선이 되거나 안되면 건강은 남게 된다.

④ **연허우주합도(煉虛宇宙合道)** : 육신과 양신(陽神)9)을 포함하여 나라고 하는 존재를 멸각시켜 천지우주와 합치는 단계로 나의 기와 우주의 기가 일치가 되어 우주와 교통하는 수련법이다.

앞에서 말한 정신수련에서 얻은 기(氣)를 이용하여 국가를 구한 인물도 역사기록에 있었다. 그런 분의 도력에 대하여서는 후면에 기록하였다. 또한 단학에서 이해하기 어려운 용어가 다소간 있기 때문에 이중적으로 설명이 되었고 문답식으로도 설명이 되었다. 이 점에 대해서 이해를 구한다.

이것은 생소한 용어가 다수 있어 중복해서 설명하였으니 다소 불편하여 짜증이 나더라도 이해하시고 부족하게 표현한 것을 용서 바란다.

단의 기(氣)는 작은 뜻으로 말하면 나를 위하여 건강한 체질을 만드는데 뜻이 있고 큰 뜻으로 말한다면 나라가 외부의 세

---

9) 양신(陽神 : 생명체가 정신으로 뭉쳐진 것)

력에서 위급한 사항이 벌어졌을 때 우주의 기를 이용하여 나라와 국민의 위급한 사항을 막을 수 있는 도력이 담겨있다.

여기에서는 기(氣)를 이용하는데 있어서 나라를 위하는 것보다는 '나'라는 존재의 생명과 건강한 체질을 만드는데 목적을 두고 건강에 대한 수련법만 기록하였다.

병없는 체질을 만드는 수련법에는 도인(導引)과 단전호흡(丹田呼吸)이 있다. 이 수련법은 60세 이하의 나이에서 정력(精力 : 정액)이 많이 있으면 누구나 단전호흡 수련을 하여 짧은 시일 내에도 우주의 기(氣)가 단전에 들어오게 할 수 있다.

그러나 우주의 기(氣)가 들어올 시기에 섹스, 즉 성교를 하여 정력을 배출시키면 기(氣)가 단전에 들어오지 않으며 기(氣)가 들어오더라도 자연적으로 소멸된다. 만일에 부인이 섹스에 대한 불만이 있을 때는 술을 많이 마시고 찬물로 몸을 식히기 위하여 샤워를 하고 섹스를 하면 흥분이 되더라도 정력 10)이 잘 안 나올 수 있으며 정력이 나온다 하더라도 소량으로 나오게 된다. 또 하나의 방법은 다른 생각을 하고 섹스를 하거나 또 섹스를 하여 정력이 배출될 때 남근(男根)을 쑥 잡아 빼는 것이다.

이러한 사항을 잘 지키면 기(氣)가 단전에 들어와 기(氣)가

---

10) 섹스에 대하여 나의 경험에서는 소주천(小周天)이 완성되면 sex를 하더라도 정력이 배출되지 않으며 오히려 정력이 많아지며 혹시 정력(정액)이 나오더라도 소량으로 나온다.

단전에 쌓이게 된다. 이때는 성욕감이 강하게 일어나 이때 참기 어려운 정도가 되어 고통이 생기는 일이 있다. 또한 이런 경우가 되면 오장육부의 기운이 얼굴로 올라오게 되어 얼굴이 붉어지며 머리에 띠를 두른 느낌이 강하게 온다.11) 배꼽 밑에 손가락 세 개의 넓이에 있는 곳이 단전혈이 되는 위치가 되는 것이다. 이곳에 기(氣)가 차게 되면 계란정도의 크기로 진한 빨강 색깔을 한 모양으로 2, 3개월간 단전부위에 부어 오른 것이 계속된다. 이것은 단전에 차여진 기가 몸속으로 흩어지는 경지가 되는 것이므로, 이때 피부과나 큰 병원에 가서 여러 가지 검사를 하더라도 무슨 병세가 나타나지 않는다. 안심하고 단전호흡을 계속 3개월만 수련하면 자연적으로 없어지게 된다.12)

여기서 이것만 읽고 곧바로 단전호흡을 수련하기보다는 수련할 때 보다 정확한 이해를 위해 내가 수련과정에서 체험한 경험과 순서에 따른 과정을 소개하는 것이다. 수련자 여러분

---

11) 남녀간에 성교를 여러번 하더라도 정액이 배출되지 않는 때가 있다. 이를 일러 누진통(漏盡通 : 뒤에 설명됨)이라 한다. 이러한 경지가 오게 되는 시기는 기(氣)를 임맥(任脈)과 독맥(督脈)으로 돌릴 수 있는(그림 소주천 기행로의 순서를 이해할 것) 수련을 300-500회 정도 돌리게 되면 흥분이 되더라도 정력이 배출되지 않는다.
12) 남녀간에 성교시 흥분을 하더라도 정액이 빠지지 않는 누진통(漏盡通 : 정, 기, 신의 생명체의 정력과 우주의 기(氣)가 합쳐진 기(氣)를 소비하지 않고 기(氣)의 압력이 생겨 늙지 않고 오랫동안 살 수 있는 정력)수련에 따라 큰 도력의 경지가 되면 영원히 생명체를 지킬 수 있다.

들은 기가 빠르게 들어오게 하겠다는 생각하는 급한 마음으로 서둘지 말고 앞으로 자연자태한 마음으로 도인(導引)과 단전호흡(丹田呼吸), 소주천(小周天), 대주천(大周天)을 순서대로 그 과정을 거쳐야 하며 요령있게 수련과정을 이해를 해가며 하루라도 수련을 빠지는 날이 없이 계속하여야 한다. 처음에는 조식호흡을 하다가 조식호흡이 익숙해지면 다음에는 의식조식호흡(意識調息呼吸)을 하는 것이다.

위에서 말한 수련을 하루에 30분에서 40분 길게는 1시간정도 안되면 10분이라도 매일 수련하는 것인데, 가장 중요한 것이 하루라도 띄우거나 수련하다가 조금이라도 쉬었다가 하면 몇 년을 수련하여도 우주의 기(氣)가 내 몸에 있는 단전혈에 들어오지 않는다는 것을 잘 인식하고 수련하기 바란다. 이러한 이유로서는 기(氣)가 단전에 들어 오려고 하다가 조금이라도 수련을 쉬게 되면 기(氣)가 다른 곳으로 새버리게 되기 때문이다. 또한 수련할 때 반드시 기(氣)가 단전에 들어오게 한다는 의식을 주어야 한다는 것을 잊지 말아야 한다. 처음부터 수련을 시작할 때 순서적으로 말한다면 위에서 말한 도인(導引), 단전호흡(丹田呼吸), 소주천(小周天), 이 소주천(小周天) 과정에서 압력(壓力)이 강하게 생긴다. 소주천(小周天)을 오랫동안 수련한 다음 대주천(大周天)의 순서대로 한다.

수련의 순서를 나열하면 다음과 같다.

① 도인(導引)을 수련하는 시간에 한해서 음주와 담배를 금하고 수련한다. 수련 시간은 20분에서 25분간 소요된다. 새벽이나 이른 아침에 수련한다. 식사를 많이 하고 수련하면 안된다. 매일 수련하여야 한다. 매일 수련하면 그날 2시간 정도는 기분이 상쾌해진다. 매일 빠지는 날이 없이 3개월 정도 도인(導引) 수련한 후 단전호흡 수련에 들어간다.[13]

② 단전호흡(丹田呼吸)[14] : • 조식호흡(調息呼吸)으로 코로 숨을 길게 들이마시면서 우주의 기(氣)를 단전혈에다 들어오게 한다는 의식을 강하게 단전혈에 주는 것이다.

- 입으로 숨을 내쉴 때는 우주의 기(氣)를 단전에다 남겨놓는다는 의식을 하며 기(氣)를 단전에다 쌓이게 하는 것이다. 술, 담배는 금물이다.
- 배가 부를 때 수련하면 안된다.
- 허리벨트를 풀어야 한다.
- 선선한 방에서 수련하여야 한다.
- 아무런 생각을 하지 말고 순수하게 기를 단전에 쌓이게

---

[13] 늙지 않고 오래살 수 있는 것은 기(氣)의 압력(壓力)이 소주천(小周天)으로 기(氣)를 임맥과 독맥으로 돌릴 때 동맥(動脈)과 정맥(靜脈), 근육을 자동적으로 꿈틀거리게 하여 불로장생(不老長生 : 늙지 않고 오래 사는 것)이 된다.

[14] 기의 압력이 강해지면 허리와 오장육부의 단전과 머리의 백회(百會)에 불같은 기둥이 서게 되며 자세가 바르게 되고 허리와 목에 디스크가 생기지 않는다. 숨이 차지 않는다. 이것은 경험에 의한 것이다.

한다는 의식만 하여야 한다.
- 수련하여 빨리 기(氣)가 단전에 쌓이게 하여야 하겠다는 생각을 하면 절대로 기(氣)가 들어오지 않는다.
- 자연스럽게 단전호흡을 하여야 한다.
- 불교에서 말하는 참선과 같이 엄격한 자세에서 수련하지 말고 자유스럽고 편안한 자세에서 수련하기 바란다. 참선과 같이 수행하면 체질에 따라 디스크가 생길 수도 있고 정신이 혼미한 상태에서 쓰러지는 사람도 있다.
- 의자에 편안하게 앉아서 하거나 누워서 할 수도 있다.15)
- 산에서 할 때는 물이 흐르는 소리가 심하거나 바람이 부는데서 하지 말고 조용한 곳에서 의식만 단전에 주어가며 수련하는 것이 기(氣)가 빠르게 들어 올수도 있다.
- 가장 좋은 방법은 목욕탕에서 물이 턱밑에 까지 차있게 하여 수련하면 기(氣)가 빨리 들어올 수 있다.

③ 연정화기(煉精化氣 : 사람의 정력에다 단전호흡을 수련하여 우주의 기(氣)를 보태는 것) : 단전호흡 수련을 하여 기(氣)가 단전에 채워지면 기(氣)를 독맥(督脈)과 임맥(任脈)으로 돌려 소주천(小周天)이 이루어지게 되는 호흡법이다.

내가 본래부터 지니고 있는 정(精)과 기(氣)와 신(神)에다 우

---

15) 섹스에 대하여는 부부간의 생활과 가정 화목에 큰 영향을 미치는 것이므로 수련 기간에 계속적으로 섹스를 금하라는 것이 아니고 단전호흡할 때 기(氣)가 들어올 시기에 금하라는 것이다.

주의 기(氣)를 합치시켜 건강한 체질로 변화시키는 첫 단계의 기초가 되는 소주천(小周天), 대주천(大周天)의 수련과정이다.

이 호흡법은 조식호흡법(調息呼吸法)16)과 의식 조식호흡법 (意識調息呼吸法)으로 나누어진 호흡법이다. 조식호흡법은 호흡연습법이고 의식조식호흡법은 기(氣)를 의식으로 단전에 들어오게 하는 호흡법이다. 단전혈에 현빈일규(玄牝一竅)17) 즉, 옛 선인들이 단전호흡을 하면 단전에 하나의 구멍이 뚫어져 그곳으로 우주의 기가 들어온다고 했던 말인데 본인이 단전호흡을 오랫동안 수련을 해보니까 단전혈에 구멍이 뚫어져 그곳으로 기(氣)가 들어오는 것을 느끼게 되었다. 또한 오랫동안 수련을 하게 되면 자동적으로 단전호흡이 이루어지게 되며 의식만으로 기(氣)의 압력이 자동적으로 일어나 전신에 기를 보내게 되어 아픈 곳을 낫게 할 수 있다.

④ 의 단계는 단전호흡을 수련하여 정(精), 기(氣), 신(神)을 신기(神氣)로 변하게 만들어 신기(神氣)의 경지에 이르게 되면 정신이 가는 곳에 기(氣)도 따라서 가게 한다는 수련법이다.

이를 일러 옛 선인들은 연기화신기(煉氣化神氣 : 기(氣)를 의식으로 가게 한다는 뜻으로서 정신이 가는 곳에 기(氣)도 따

---

16) 의식조식호흡(意識調息呼吸)을 오랫동안 수련하면 누워서도, 앉아서도 자동적으로 단전호흡이 이루어진다. 1, 2년 정도의 수련만 하면 자동호흡과 소주천이 자동적으로 이루어진다.
17) 현빈일규(玄牝一竅 : 단전에 우주의 기(氣)가 들어오게 하는 구멍이 뚫리게 된다는 뜻)

라가게 된다는 수련법)라 했다. 이정도의 단전호흡 수련이 되면 의식으로 기를 육신의 어느 곳에도 보낼 수 있게 된다. 그리하여 수호신(守護神)18)이 보이지 않게 나타나 외상(外傷)을 막아준다. 또한 외상(外傷)이 아니고 손, 발, 다리, 눈, 코, 입, 귀 등 인체 각 기관이 의식으로 기(氣)를 보내어 병을 낫게 할 수 있다. 따라서 이정도의 경지가 오게 되면 염력(念力 : 오랫동안 기(氣)를 임맥과 독맥으로 돌려 소주천을 수행하면 원하였던 일이 자동적으로 이루어지는 정신적 능력의 힘이 대자연의 힘에 부합되어 성사되는 힘)을 쓸 수 있게 되고 자연적 정신집중에 도움이 된다. 이러한 염력은 될 때가 있고 안 될 때가 있다. 이것은 우연의 힘이 아니라 우주의 대령(大靈 : 우주의 영적인 힘)에 의해서 지(知) 신(信), 행(行)이 있어야 한다.19) 이를 일러 염력파급술(念力波及術)이라고도 한다. 이 외에도 수련의 정도에 따라 여러 가지 도술법을 쓰는 사람이 있다. 현대에서는 기문둔갑(奇門遁甲 : 신통력으로 여러 가지 재주를 부리는 사람 또는 초능력이 있는 사람)을 볼 수 있다. 다음 단계에서는 신통력의 기(氣)를 의식만 살려놓고 육신을 허(虛)로 돌아가게 하는 정신수련법을 이야기한다.

---

18) 수호신(守護神) : 나를 보호해 주는 신
19) 지(知 : 우주만물이 우주에 존재하고 있는 것은 우주의 능력과 우주의 힘에 의한 것이라는 것을 알아야 하는 것) 신(信 : 우주 대령의 힘을 믿어야 하는 것) 행(行 : 실질적으로 실행하여야 하는 것)

⑤ 연신기환허(煉神氣還虛 : 신기를 수련하여 공중에 의식만 살려 놓고 정신과 육신을 다른 사람이 안보이게 하는 허(虛)로 돌아가게 하는 수련법) 이 수련법은 과거 우리나라에서는 임진왜란의 선조대왕 시대에 사명당(四溟堂)과 서산대사(西山大師)가 있었고, 효종대왕 시대에 호는 구봉(龜峯), 본명은 송익필(宋翼弼) 선생이 있었다. 특히 송구봉 선생은 이순신 장군에게 거북선 제작의 깨달음을 주었다.

⑥ 다음에는 흔히 중국 사람들이 말하는 수련법인데, 연허합도(煉虛合道 : 허한 정신과 육신을 수련하여 우주와 합치는 도력을 말하는 것)가 있다.

위에서는 단전호흡에서 높은 경지에 이르면 기(氣)를 이용한 도력으로 여러 가지 기의 작용과 역할을 할 수 있다는 것을 말하였다.

단전호흡에서 기를 임맥과 독맥으로 돌아가게 하는 소주천(小周天)이 되는 경우나 오행연기법에 있어서 기(氣)를 단전에 빨리 들어오게 하는 호흡법은 다음과 같은 순서로 수련한다.

① 조식호흡법(調息呼吸法)(p.182 참고)
② 의식 조식호흡법(意識 調息呼吸法)(p.184 참고)
③ 정신 의식호흡법(停息 調息呼吸法)(p.186 참고)
④ 순식 호흡법(順息呼吸法)(p.188 참고)

※ 임독맥(任督脈)의 소주천 기행로

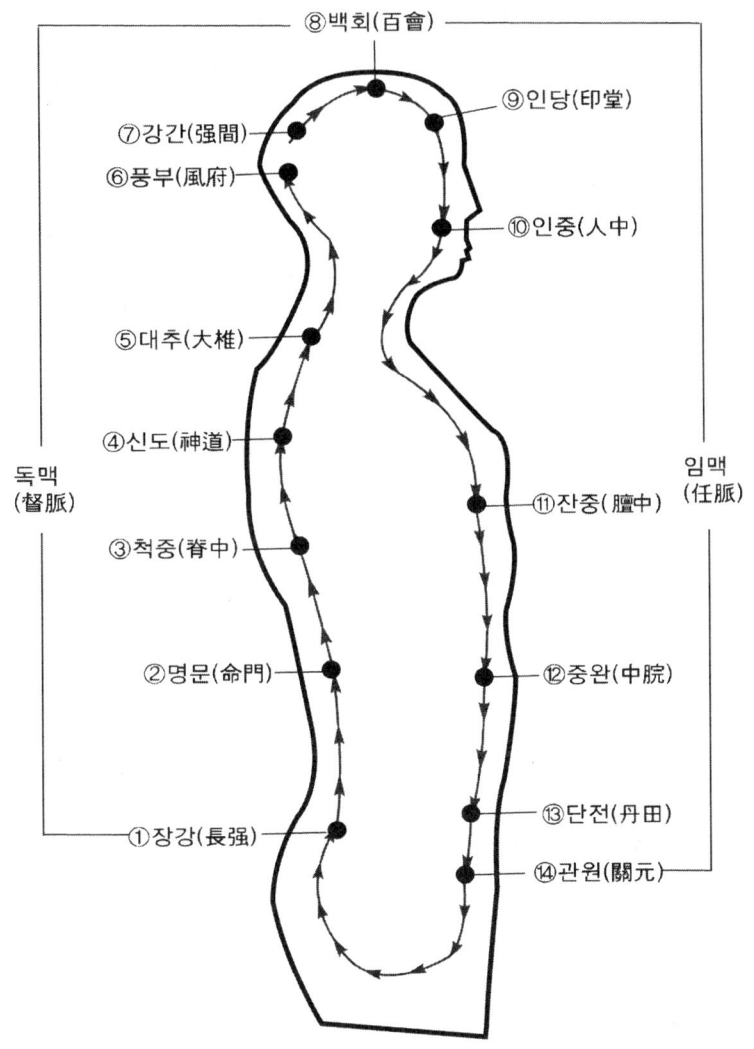

1. 건강한 체질과 잠재능력이 나오는 기 _ 37

- 임독맥(任督脈)의 소주천 기행로
  - 단전호흡할 때 의식을 집중하여 단전혈에 기가 채워지면 여러 가지 증상이 나타나는데 그 중에 성욕(性慾)이 강하게 나타난다. 이때 사정하면 실패가 된다.
  - 단전에 기(氣)가 쌓이게 되면 정력을 배출하지 말아야 한다.
  - 단전에 채워진 기(氣)를 강한 의식으로 독맥이 되는 장강혈(長强穴 : 꼬리뼈)에 밀어 올린다. 5일 동안의 시간이 걸린다. 기(氣)가 장강혈에 오면 3일간 조식호흡으로 기(氣)를 쌓여 머물게 한 다음에 의식호흡으로 장강혈에서 명문혈(命門穴)에 올린다. 다음순서는 척중혈(脊中穴)에 올린다. 여기서 기(氣)의 압력(壓力)이 생긴다.
  - 소주천을 300회 이상 돌리면 섹스를 하더라도 정력이 나오지 않는다. 누진통(漏盡通)이 생긴 것이다.
  - 백회(百會)에서 임맥으로 내릴 때 기(氣)가 잘 내려간다.

※ 독맥으로 기(氣)를 올리는 경우의 순서 ⑬단전 → ①장강 → ②명문 → ③척중 → ④신도 → ⑤대축 → ⑥풍부 → ⑦강간 → ⑧백회

※ 임맥으로 기(氣)를 내리는 경우의 순서 ⑧백회 → ⑨인당 → ⑩인중 → ⑪잔중 → ⑫중원 → ⑬단전

이렇게 기(氣)를 임맥(任脈)과 독맥(督脈)으로 돌리는 과정을 소주천(小周天)이라 한다.(p.37, 190 참고)

한방에서는 이보다 더 많은 혈(穴)이 있으나 단학(丹學)에서는 기를 독맥(督脈)으로 올릴 때와 임맥으로 내릴 때에 한해서 중요한 혈에 대해서만 기록한 것이므로 이 점 이해있으시기 바란다.

독맥의 기능은 주로 오장육부의 기능을 활성화 해주는 역할을 하는 동시에 임맥과 상호 교류하면서 인체 전부를 음(陰)과 양(陽)의 작용으로 관리한다.

소주천(小周天)을 1개월 정도 돌리면 코에서 향기로운 냄새가 나며 침에서 단맛이 나온다. 즐거운 기분, 또한 환상적인 물체(주로 태양의 광채, 별, 달(月)의 빛을 비쳐주기도 하고 아름다운 산천, 거인, 아름다운 여인)가 자주 나타난다.

임맥에 대하여 한방에서는 24혈과 독맥의 24골절중 19혈을 침의학(針醫學)으로 병을 치료하고 있다. 특히, 한방에서 임맥의 시작이 되는 혈 위치는 승읍혈(承泣穴 : 양쪽 눈 밑부위에 위치하고 있다.) 에서부터 임맥이 시작되어 관원(關元)→굴곡(曲骨)까지를 임맥이라 한다.

※ 단전호흡을 수련하여 기(氣)를 단전혈에 채우는 기간은 사람의 선천적 능력과 체질에 따라 기질, 특기, 예능과 노력,

수련하는 성의에 따라 각자 다르다. 특히 정력이 풍부하게 많이 있는 사람은 30일 이내에 우주의 기(氣)가 단전에 채워지게 된다. 따라서 이런 사람은 체질적으로 단전에 정력이 많이 채워져 우주의 기(氣)가 빠르게 달라붙게 된다. 이러한 까닭에 임맥과 독맥으로 기(氣)를 돌리게 되어 빠른 시일내에 소주천(小周天)[20]이 이루어지는 사람도 있다.

나의 경험에 비추어볼 때 날마다 수련하는 시간을 내어 하루에 30분에서 40분정도 하루도 쉬는 날이 없이 9개월간 수련한 끝에 기(氣)가 단전에 쌓여져 신선이 된 기분으로 280일만에 기(氣)가 독맥(督脈)이 되는 장강혈(長強穴)까지 기를 올리게 되었다. 단전에 쌓인 기(氣)를 장강혈에 올린다는 의식을 집중한 수련의 결과였다.

이때 가장 중요한 것이 성욕감이 상승하게 되며, 이것을 참아야 한다. 남자의 경우는 기(氣)가 페니스를 통해, 여자의 경우는 음문 또는 남녀간에 홍문으로 단전에 쌓인 기(氣)가 새어 나가는 경우가 있으므로 홍문을 의식적으로 오무려 기(氣)가 새지 않도록 막아야 한다.(p.182, 184, 186 참고)

---

[20] 소주천(小周天)의 유래 : 고대고구려 고국천왕시대 삼일신고(三一神誥)를 발견하여 그 후 진리훈(眞理訓)에서 지감(止感), 조식(調息), 금촉(禁觸)의 수련에서 온 것으로, 건강을 오래 지킬 수 있는 것이 호흡으로 우주의 기를 단전에다 보태야 한다는 수련에서 시작된 것으로 보여진다. 대주천(大周天)도 고구려 고국천왕시대에 중국의 동한(東漢)시대 전에 건너가 소주천이나 대주천이라는 용어가 당나라시대부터 유래된 것으로 보여진다.

기(氣)를 단전에 들어오게 하는 요령은 단전호흡을 해가며 의식으로 우주의 기(氣)를 끌어당겨 단전에 가득히 기(氣)를 채워지게 한 다음에 독맥(督脈 : 24골절이 되는 등뼈)이 되는 장강혈(長强穴 : 꼬리뼈 일명 미려혈(尾閭穴))에 강한 의식을 주어서 기(氣)를 끌어 올리는 것이다. 그 다음 ①장강혈(長强穴)에서 의식을 명문혈(命門穴)에 주어 기(氣)를 올리는 것이다. 이와같이 그림 1의 순서대로 기(氣)를 올리는 것을 독맥(督脈)의 기(氣) 행법이라 한다.21)(p.30 참고)

다음은 임맥(任脈)의 기행법이다.

임맥의 기행법은 ⑧번의 백회(百會)에서 임맥(任脈)에 속한 ⑨번의 인당(印堂)으로, ⑩번의 인중(人中)으로 기(氣)를 내리는 것이다. 이러한 순서로 ⑪, ⑫, ⑬번의 단전(丹田)까지 내리는 것이 임맥(任脈)의 기행법이 된다.(p.30 참고)

※ 다음은 기(氣)의 압력(壓力)에 관한 설명이다.

기(氣)의 압력(壓力)이란 일기예보에서 말하는 고기압, 저기압의 뜻이 아니고 단학지기(丹學之氣)에서 말하는 우주의 에너지를 인체에 들어가게 하여 건강한 체질을 만들기 위한 도인(導引)과 단전호흡을 수련하여 우주의 기(氣)를 단전에 쌓이게

---

21) 단전에 채워진 기(氣)를 임맥(任脈)에 속한 ⑬단전(丹田)에서 → 독맥이 되는 ①장강(長强)→②명문→③척중→④신도→⑤대축→⑥풍부→⑦강간→⑧백회까지 의식으로 기(氣)를 올리는 것이 독맥의 기행법이다.

한 다음 독맥으로 올리는 과정에서 생기는 것이다. 선천적으로 부모로부터 물려받은 기(氣)에다 우주의 기(氣)를 의식적으로 합치시켜 앞에서 설명한 임맥(任脈)기행과 독맥(督脈) 기행을 반복적으로 돌리게 되면 우주의 기(氣)가 몸속에 퍼지게 된다.

이런 과정을 기회 있는 대로 매일 수련하여 기(氣)를 임, 독맥으로 돌리겠다는 의식을 단전에 주게 되면 기(氣)는 자동적으로 단전호흡이 되고 기(氣)가 임, 독맥으로 돌아가게 된다.[22] 따라서 기(氣)의 압력은 임, 독맥으로 돌릴수록 압력의 힘이 커지게 되어, 수련자의 육신 구석구석으로 퍼지게 되어 건강한 생명체의 체질로 변하게 되어 감기몸살 따위는 없어지게 된다. 병균의 오염이나 새로운 신종 바이러스에도 저항력이 생기게되는 것을 느끼게 된다. 온몸의 육신과 머리의 두개골, 눈, 귀, 얼굴, 목, 오장육부, 심장, 발끝까지 강한 기(氣)의 압력으로 인하여 근육을 꿈틀거리게 하고 두개골, 오장육부는 들썩거리게 되는 것을 매일 느끼게 된다.[23]

이러한 경우를 매일 느끼게 되면 새로운 체질로 탄생된 느낌이 든다. 뿐만 아니라 기(氣)의 압력은 정신에 따르게 된다.

---

[22] 기(氣)의 압력(壓力)은 여러 가지 형태로 도술과 초능력이 나타나고 있으나 여기에서는 건강에 대한 것만 말하기로 한다. 강력한 기(氣)의 압력을 지니게 되면 오장육부와 머리의 신경과 혈액 전신의 근육과 혈관, 모세혈관, 심장에서 동맥과 정맥까지 꿈틀거리며 들썩거리는 것을 느끼게 된다. 그래서 건강한 체질이 된다.

[23] 두개골과 오장육부가 들썩거리게 되는 것이 병적인 것 같아 머리, 복부의 M.R.I 촬영을 하였으나 아무런 이상이 없다고 하였다.

이 정도의 경지가 되면 정신이 가는 곳에 기(氣)도 따르게 되고 기(氣)의 압력으로 인하여 혈관도 수축작용(收縮作用:오므라 들었다 펴졌다 하는 동작)을 하여 혈액순환을 촉진시키며 중풍을 예방해주며 근육과 피부를 항상 꿈틀거리게 하여 주름살이 없게 해 주어 젊은 피부를 유지하게 된다. 따라서 백혈구가 적혈구의 침입을 예방하여 노화를 예방해준다. 동시에 여자와 성교를 하여 흥분이 클라이막스에 도달하더라도 누진통(漏盡痛:sex를 하더라도 정력이 나오지 않는 도력)의 경지에 이르게 되면 절대로 정액 배출이 안되고 여자만 만족감을 느끼게 해준다. 그래서 정력을 유지하게 되어 뇌졸중이나 중풍이 일어나지 않아 청년의 피부를 유지하게 되고 노화를 방지하게 된다.

공동경지(空洞境地 : 배속에 있는 오장육부가 없어지고 텅 비어있는 상태의 느낌이 강하게 오는 것)의 현상이 나타나게 된다. 이정도의 경지가 오게 되면 일주일동안 배속에 아무것도 없이 비어있는 상태가 되어 우주의 기(氣)가 들어갈 수 있는 공간이 생기는 느낌이 느껴지게 된다. 이것은 앞으로 우주공간에 있는 미립자로 된 우주의 에너지가 단전에 들어가 단전에서 우주의 에너지가 뭉쳐질 공간을 만드는 장소가 되는 것으로 느껴지게 된다. 즉, 기괴(氣塊 : 우주의 에너지가 뭉쳐진 기(氣)의 덩어리)가 들어올 장소가 되는 것이다.

이 정도의 경지에 이르게 되면 단전호흡을 하지 않더라도 그간의 수련의 공력으로 자동적으로 단전호흡이 이루어진다는 것이다. 또 이 경지가 되면 이보(耳報 : 어느 누가 내 귀에다 이해할 수 없는 귓속말을 하는 마신(魔神)같은 신이 있는 것 같은 증세)가 나타나 나의 수련을 방해하려는 행동을 나에게 보여준다. 이것은 나 혼자만이 볼 수 있는 환상이다. 이때는 여기에 의식을 두지 말아야 한다. 이때에는 육신에 진동이 자주 일어나게 된다.

※ 기(氣)의 압력

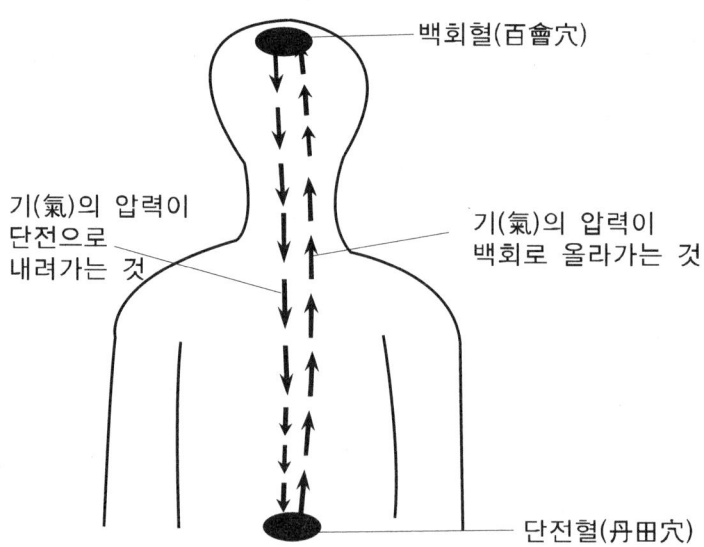

단전에 의식을 강하게 주어 강한 기의 압력이
백회와 단전을 오르내리는 상태

1년간 수련을 계속하면 그림 2와 같이 기(氣)의 압력으로 기(氣)가 백회혈(百會穴)과 단전혈(丹田穴)에 왔다갔다 하여 기괴(氣塊)가 형성된다. 우주의 기(氣), 그 속의 일부는 공기 속에 미세하게 들어있는 에너지 즉, 춘, 하, 추, 동 우주운행의 기운과 공기속에 들어있는 덥고, 맑고, 서늘하고, 흐리고 습하고, 태풍의 기운의 일부 또는 뇌성벽력과 같은 기운의 일부분 등 이런 것들과 미세한 일부의 우주의 에너지를 통털어 우주의 기(氣)라고 한다. 우주를 운행하는 기운은 계절 변화와 같이 수시로 기후, 온도를 변하고 바꿔지게 하고 또는 음양(陰陽)의 기운에 의하여 앞서 말한 바와 같이 공기, 일기 등을 수시로 변화시키며 인간에게 영향을 주고 있다. 따라서 인간은 이러한 우주의 힘을 몸에 지녀 건강한 체질로 변화시킬 수 있는 것이다. 2년간 소주천(小周天)하는 시간이 하루에 5~10분 정도 되게 매일 수련하더라도 이러한 기괴(氣塊)가 육체에 들어오게 된다. 기괴가 생길 때 처음에는 은행알 정도의 크기에서 소주천(小周天) 수련을 계속하면 주먹 정도의 크기로 커진다. 10개월 후에는 기괴가 육신으로 들어가게 되어 없어지게 된다. 소주천으로 1년 정도 수련하게 되면 의식을 임맥과 독맥에 주어서 자동적으로 단전호흡도 이루어진다. 기(氣)의 압력도 강해지게 되어 백회혈(百會穴)과 단전에 불기둥같은 것이 생기면서 기(氣)의 압력은 백회(百會)에 있는 머리 상부에 기

(氣)가 쌓이게 된다. 이 정도의 경지에 이르게 되면 단전에 쌓인 기(氣)와 백회에 쌓인 기(氣)가 서로 교류하여 우주의 기(氣)를 단전에다 끌어들여 조그마한 기(氣)의 덩어리를 단전에서 주먹정도의 기괴의 크기로 키우게 된다.

여기서 소주천을 계속 수련하여 1년이 지난 후 2년째가 되면 여러번 몸 전체에 진동(震動)이 크게 오게 되며 말이나 글로서 표현이나 기록하기 어려운 환상적인 일이 나타나게 되어 영적인 존재와 대화하게 되고, 아름다운 산천, 하늘에 반짝이는 별들의 모습, 또 아름다운 여인과 성교하는 모습 등의 환상(幻像)이 보이게 된다.

※ 기괴(氣塊)의 생성과 소멸과정

소주천을 2년간 수련하여 은행알 정도의 크기에서 주먹정도로 커지는 상태

기괴가 은행알 정도로 뭉쳐진 상태

주먹정도 크기의 기괴가 태양과 같은 빛을 내며 육신으로 들어가는 상태

※ 1989년 10월 21일에 기괴가 은행알 정도의 크기로 뭉쳐지게 되었다. 기괴가 주먹정도의 크기로 뭉쳐지게 된 것은 1990년 1월 1일이 된다. 1년동안 소주천을 수련한 결과이다.

기괴가 주먹정도 크기에서 육신으로 들어가게 되면 없어진다. 1990년 10월 21일 없어졌다. 이때 기괴가 분산되어 몸속으로 들어가는 상태로 느끼게 되었다.

이것은 다른 사람은 느낄 수 없고 나만이 느낄 수 있는 것이다. 어느 날 나는 장승같은 거인이 느닷없이 나타나 서 있고 아름다운 산천과 별들이 반짝이고 있는 것을 보고 같이 수련하는 김인홍에게 그 모습이 보이는가 하고 물었더니 그가 나한테 하는 말이 자네가 헛것을 본 것이라고 반박하였다. 놀란 나는 충대병원에 가서 머리 X선 촬영과 여러 가지 검사를 한 결과 아무 이상이 없다고 하였다. 그후 이런 현상을 자주 겪던 나는 우학도인 권태훈(羽鶴道人 權泰勳)선생에게 문의한 결과 그것은 마신이 나타나 나를 테스트 하는 것이라고 하였다. 우주대령(宇宙大靈)이 아름다운 산천과 별을 구경시키는 것이며 경지에 오른 사람에게 누구나 보여지는 것이니 걱정말고 계속 기를 소주천으로 돌리라는 말로 나를 안심키는 것이었다.

나는 마음속으로 크게 기뻤다. 안심한 나는 주먹 정도의 크기가 된 기괴의 상태를 유지하면서 소주천을 계속 수련하니 8

개월 후에는 기괴는 기의 압력에 의하여 분산되어 없어졌다. 이것은 기의 압력으로 임독맥에 따른 각혈에 구멍이 뚫려 각혈의 구멍으로 우주의 기괴(氣塊)가 분산되어 몸속에 들어가 몸 전체로 퍼지게 된 것으로 생각되었다. 여기서 또 한번의 병없는 건강한 체질로 바뀌게 된다는 것을 느끼게 되었다. 내가 체험한 바로는 30kg정도의 큰 돌을 들어 올린 일이 있었다. 다음날 허리가 약간 뻐근해지는 통증이 와서 3일 후에 병원에 가서 X선 촬영을 했더니 허리에 신경협착증이 일어나서 허리에 통증이 일어나게 된 것이라 한다. 그래서 병원서 주는 약을 한번만 복용하고 다음에는 강한 의식으로 기의 압력을 허리에 주었더니 2, 3분 만에 허리 통증은 없어졌다. 지금까지도 허리통증은 없다. 지금 내 나이 80이 넘었지만 가파른 등산을 2시간 정도 하더라도 무릎이나 허리에 통증이 있거나 가슴이 헐떡거리는 경우가 없었다.

  이 정도의 경지에 이르게 되면 의식으로 기(氣)의 압력으로 발바닥에 있는 용천혈(湧泉穴)과 백회혈(百會穴)에 보내게 되면 병균의 침입을 예방해 주고 기(氣)의 압력은 더욱 강력하게 커진다. 또한 몸 전체에 진동이 자주 일어나게 된다. 이러한 경우는 대주천(大周天)에 들어가게 되는 것이다. 뿐만 아니라 내 몸이 둘로 나뉘어져 공중으로 분신(分身)이 일어나게 된다. 의식으로 기(氣)를 백회(百會)로 빠져나가게 하여 주재주일신

(主宰主一神)과 대화가 된다. 이런 경지가 되면 염력(念力)의 힘이 커진다.

지금 이보다 더 큰 도력과 기(氣)를 지니고 있는 사람은 대만에 살고 있는 선인으로서 허진충(許進忠)이라는 60세 정도의 사람인데 고등학교 학생 시절부터 도인과 단전호흡을 수련하여 지금은 건강한 체질을 유지하면서 암도 잘 이긴다고 여러 책에 기록되어 있고 16시간을 숨을 쉬지 않고 견딘다고 한다. 또한 대만에 사는 이청운(李靑雲) 선인은 250세의 나이에도 건강하게 살고 있다고 책에 기록되어있다. 그러나 이 책에서는 이러한 생명의 연장이 목적이 아니라 일생동안 살아나가는데 병으로 인하여 고통받지 않는 건강한 체질개선에 목적을 두었다.

2

무녀리의 기(氣)는 성공한다

　말없이 흘러만 가는 시간의 흐름인가 나같은 무녀리도 아랑곳없이 야속하고 원망스러운 과거의 세월을 생각하게 된다. 아득히 생각나는 지난 8.15해방 전의 왜정시대. 어언 70년 전의 세월이 생생하게 기억이 나는 나의 이야기이다. 나는 이 시절 초등학교 입학하는 시기였다. 그때 나는 무녀리(말이나 행동이 좀 모자란 듯이 보이는 사람을 비유적으로 이르는 말)라는 별명이 붙여져 동네에서 놀림감이 되었다. 나는 늘 무녀리, 등신, 곰부리라는 별명으로 불리워 가며 사는 것이 창피도 하고 분하기도 하고 그래서 세상을 한탄하기도 하였다.
　그 시절 나의 신체조건은 머리와 어깨, 가슴은 어른처럼 둥글넓적하고 얼굴과 머리가 굵직하고 아랫도리는 야위어 다리가 가는 편이었다. 그래서 가분수라는 놀림을 받기도 하였다. 이에 나는 분노를 참고 참아가며 마음속으로 돌덩이 같은 마음을 다져가며 결심을 하게 되었다. 동시에 나는 얼마나 내가 어리석고 못나 보이면 무녀리, 가분수의 별명으로 다른 마을에 사는 아이들한테까지도 놀림을 받게 되는가 하는 생각으로 눈물로 지새우며 세상과 부모를 원망도 해가며 잠을 이루지 못하는 세월을 보냈다. 그러던 어느 날 밤, 나는 이를 악물고 조그만 창칼을 숫돌에 시퍼렇게 갈아 날을 세우고 왼손 팔뚝을 베어 종발에 뚝뚝 떨어지는 피를 받아 손가락으로 찍어 벽에 성공이라는 혈서를 써놓았다. 그 다음날 어머니는 벽에 쓴 혈서를 보고 깜짝 놀라며 나한테 자초지종 이야기를 해보라고 야단을 치셨다. 하는 수 없이 내가 말하기를, 동네 애들과 사촌형까지 나를 보고 무녀리, 가분수, 등신, 멍충이라는 별명을 붙여 나를 놀려대는 게 하도 분하고 억울하고 해서 참다 못해 공부라도 잘하여 그런 별명을 듣지 않으려고 분한 마음에서 성공이란 혈서를 쓰게 되었노라고 말씀을 드렸다. 어머니는 한참동안 무슨 생각에 잠기더니 나를 불러 하시는 말씀이 내달부터 이웃 연파(蓮坡) 최정수(崔正秀)24)선생한테 가서 천자문을 배워보라고 하셨다.

  나는 큰 기쁨으로 한학자인 최정수 선생님께 가서 공손히

---

24) 연파 최정수(蓮坡 崔正秀) 추사 김성희(秋史 金正喜)의 서체를 연구 발전시킨 분

인사드리고 자초지종 이야기를 하였더니 여러 가지 우주만물의 이치가 들어있는 천자문(千字文)을 공부하는데 주의사항을 듣고 그 다음날부터 천자문을 외우는데, 다른 애들과 같이 잘 외우는게 아니라 하늘 천(天), 따지(地), 검을 현(玄), 누를 황(黃), 천지현황(天地玄黃)을 일러주면 입으로만 외우되 천지(天地)할 때 현황(玄黃)을 잊어버려 못 외우고 현황(玄黃)을 가르쳐 말해주면 천지(天地)를 잊어버리고 하여 훈장님한테 회초리도 여러번 맞게 되었다. 3일이 지나서야 겨우 天地玄黃을 외우게 되었다. 십여일이 지나서 훈장님은 어머니께 내가 둔재라고 이야기하시는 것이었다.

 때는 봄이 되어 농번기가 다가와서 모내는 시기가 되어 보리농사 지은 것을 빨리 수확하여야 모를 심게 되는 다급한 상황이 되었다. 그 시절에는 보리터는 기계가 없기 때문에 보릿단을 자리개질로 털어야만 보리가 털어지게 되었다. 보릿단을 마당 한구석에 세워 보리싹을 햇볕에 바짝 말려야만 보리싹이 잘 털어지게 된다. 그러던 차에 마침 소나기가 오려는지 서남풍이 불면서 천둥, 번갯불이 번쩍번쩍 거리며 하늘에서는 우르릉 뇌성벽력의 소리가 세상천지를 들썩거리자 바짝 말려놓은 보리 이삭이 젖게 될까 달려오신 어머니는 머슴들에게 집에 들어와 보릿단을 치우지 않았다고 큰소리를 치셨다. 그때 마침 나를 보신 어머니는 나를 방에 앉혀놓고서는 탄식을 하는 것이었다. 하나 밖에 없는 자식을 온갖 정성을 들여 겨우 키워서 초등하교에 입학시켜 이제야 자식 덕으로 앞으로 영화를 보는가 싶은 생각에 희망을 크게 갖고 앞날을 바라보며 살며, 이제나 저제나 하고 자식의 성장을 기다린 것이 이제는 물거품이 되어 모든 기대가 허사가 되었으니 앞으로는 바라볼 것도 없고 기대하고 살 희망조차 없으니 내 신세가 앞으로 두 끗도 안되는 보잘것없는 신세가 되었으니 너같은 바보, 둔자바리, 천치같은 외자식을 바라보며 오늘날까지 기대하고 살아온 내가 미친년이지, 내가 틀린 생각이지 하면서 두 손바닥으로 방바닥을 치며 대성통곡을 하셨다. 그리 슬피 우는 어머니의 모습을 지금도 생각하면 내 마음도 슬피 우는 두견새와 같은 심정이 느껴진다. 그때 그 마음을 어떻게 표현할 수 있을까. 나 같은 못난 자식이 왜 무녀리로 이 세상에 태어났을까 하는 절망적인 생각에 잠기게 되었다. 지금은 80이 넘어 늙은이의 헛된 공상이라고 할테지만, 저절로 눈물이 앞을 가리게 되어 어디에도 말할 수 없는 마음이 되어 앞으로 저세상에 가더라도 지금 있는 이 기(氣)를 공중에 의식을 살려서 시해법25)으로 이 세상에 태어나 효도하고 싶은 생각마저도 든다.

---

25) 시해법(尸解法) : 죽은 후 흔적만 세상에 남겨놓고 육체는 바람, 물, 불로 우주공간에 흩어지게 하고 영혼은 우주공간에 머물게 하는 신선의 도력으로 중국의 강태공이 낚시를 하다가 죽어서 의복만 남겨놓고 시체는 등천하였던 것으로 전하고 있다.

그러나 그 시절에는 천지를 원망하며 눈물이 소나기 퍼붓듯이 쏟아졌다. 나는 죽고 싶은 심정이 되었다. 그러나 어머니가 통곡하시던 모습이 떠올라 내가 다시 태어나서 어머니의 소원을 풀어줄 수는 없을까 하는 생각에 정신이 들었다. 그런 중에 머슴인 박서방이 밖에서 혼자서 큰 소리를 치고 지게를 쿵 하고 받치고서는 방에 대고 지금 천둥번개가 치며 소낙비가 내릴 것 같은데 방에서 모자간에 왜 울고만 있소 하며 야단을 치는 것이었다. 이에 박서방과 나와 어머니 모두 나서 비를 맞아가며 보릿단을 헛간으로 치우고 나자 박서방은 불만스런 인상을 나타내며 소깔을 베러나가겠다고 하며 마당을 잘 치우라고 명령조로 이야기하고는 바소쿠리를 엎고 나가버렸다.

나를 무녀리로 만들어 놓은 세월은 지난 날을 돌이켜 볼 여지도 없이 머물지도 않고 떠나가고 어느덧 시간은 흘러 밀, 보리, 타작이 끝나게 되고 모내기도 끝날 때가 되었다. 그러나 무녀리인 나는 여전히 놀림감이 되고 있었다. 어느날 아버지가 갑자기 양조장에서 농사일을 도우려고 온건지 구경하러 온건지 어머니가 그리워서 온건지 알 수는 없지만, 박서방을 부르더니 들깨 모가 많이 자라났는데 언제 밭둑에 옮겨 심을 건가 하고 묻자 박서방이 그러잖아도 똥수깐(야외에 움막처럼 건축한 화장실)에 인분이 넘쳐서 장파굴 밭의 밭둑에다 들깨 모를 옮겨 심을 참입니다 하고 대답하자 아버지는 갑자기 나를 부르더니 지금 해가 넘어갈 무렵이니 나하고 같이 장파굴 밭 밭둑에다 들깨모를 심자고 하는 것이었다. 나는 당시 초등학교 2학년 때였다. 아버지는 장파굴 밭둑에 1m 간격으로 일정하게 괭이로 들깨모를 심을 수 있게 구덩이를 파라고 지시하였다. 구덩이를 파면 그곳에 인분을 조금씩 부어서 비료주는 식으로 하려는 의도였던 것이다. 나는 엄격한 아버지 지시에 순종하여 팥을 심은 밭둑에 들깨모를 심을 구덩이를 팠으나 원래가 둔하고 무녀리라는 별명을 받는 사람이라 일정한 간격으로 구덩이를 파지 못하고 들쑥날쑥 구불구불하게 파게 된 것이었다. 박서방이 인분을 장군(대소변을 넣은 항아리) 지게에 짊어지고 와서 보고 혼잣말로 해는 이미 넘어가려고 서산에 기울었는데 이걸 일이라고 한거냐고 중얼거리니까 아버지는 박서방에게 인분 바가지를 달라고 하시더니 느닷없이 그 인분을 나의 온몸에 뿌리며 너는 무녀리 소리를 들어도 마땅한 놈이야, 이 등신아, 저런 등신같은 놈을 앞으로 어느 곳에 써먹을 수가 있어. 하며 화를 내시며 집으로 가시는 것이었다. 나는 통곡하고 울어댔다. 11살의 나이지만 사촌형한테까지 무녀리, 등신, 가분수, 곰부리라는 놀림을 받으면서도, 모자란 자식을 똑똑한 자식으로 성장시켜 사회에 출세시켜 보려는 지극한 어머니의 간절한 애원에 설움과 고통을 참아가며 지냈었지만 이때는 설움에 복받쳐 주위를 놀라게 할만큼 통곡을 했다. 박서방이 달려와 나를 안고 달래는 중에 어머니가 아버지의 이야기를 듣고 쫓아오셨다. 어머니는 나를 붙들고 통곡을 하며 내가 무슨 죄가 많아서 다른 사람처럼 자식 복이 이렇게도 없는가 하여 주위를 온통 울음바다로 만들었다. 나는 가슴이 무너지는 것 같았다.

못난 무녀리 신세가 되어 아버지한테 똥물세례를 받은 것뿐 아니라 농사일을 거들적마다 꾸중을 받고 몽둥이로 맞을 뻔했던 경우가 여러 차례 있었다. 그러나 나는 대항하지 않고 도망만 다녔다. 나는 우리 아버지를 원망하거나 미워한 적이 없었다. 왜 나를 이렇게 무녀리로 낳아서 이렇게 고통스럽게 하는가 하고 아버지, 어머니를 원망하는 마음도 없었다. 오로지 무녀리를 면해야겠다는 생각으로 공부를 열심히 해서 훌륭한 사람이 되기 위해 중학교에 입학해야 한다는 생각뿐이었다. 어느덧 시간은 표시도 없이 흘러가 중학교에 입학할 시기가 다가왔다. 나는 결심한 바 있어 주야로 바늘로 허벅지를 찔러가며 졸음을 물리치면서 책 한쪽을 이해하는데 10번을 읽고, 3번을 쓰고 하는 식으로 열심히 공부하여 중학교에 입학하게 되었다. 조금이나마 어머니의 소원을 들어준 기분이 들어 기뻤고, 어머니도 크게 기뻐하셨다.

세월은 강물보다 더 빠르게 흘러 나는 눈 깜짝할 사이에 성장을 하였으나 동네에서 무녀리, 가분수의 별명은 여전했다.

나는 그 당시 만유심조(萬有心造 : 모든 것이 마음에서부터 비롯된다 라는 뜻)라는 책을 깊은 뜻으로 읽어 보았다.

이 책은 신라시대 원효대사가 불교연구를 위해 당나라에 들어갔을 때 일이다. 밤에 갈증이 나서 웅덩이에 고여 있는 물을 표주박으로 떠서 달게 마시고 잤는데, 다음날 의상대사가 갈증이 나서 물을 찾게 되었다. 그러자 원효대사는 자기가 어젯밤에 달게 마신 물이 해골에 고여 있던 물이었다는걸 알게 되고 뱃속에 있는 것을 토해버렸다. 그제서야 원효대사는 모든 것이 마음에서 일어나는 것이로구나 하고 깨닫게 되었다. 이것을 깨닫고 나니 더 이상 불법을 연구할 필요가 없어져 동행했던 의상대사와 작별을 하고 신라로 되돌아오게 되었다는 이야기이다. 나도 이런 깨우침을 느끼게 되었다. 무녀리이고 가분수고 등신이라는 내 허약한 체질도 내가 좋은 체질로 바꾸려는 마음만 먹으면 되겠구나 하는 마음과 하면 된다는 마음이 번갯불처럼 솟아오르게 된 것이었다.

어느 날 이웃친구가 기(氣)를 수련하면 체질도 바꿀 수 있다는 이야기를 나에게 들려주었다. 나는 기수련이라는 책을 사서 읽어보았다. 단전호흡을 수련하면 허약한 체질도 건강한 체질로 바꿀 수 있다고 써 있었다. 그래서 나는 단전호흡을 수련하여 기(氣)를 얻어 지금은 병없는 건강한 체질로 바꾸게 된 것이었다.

3

또다시 다가오는 시련의 세월

　나는 1961년도에 대전지방법원의 입회서기 시험에 합격하여 법원에 근무했었고, 중학교 교사를 거쳐 마지막에 담배인삼공사 사원으로 있다가 절임류 식품 공장을 경영하게 되었다. 이 당시에는 서민들이 절임류 식품을 많이 찾았고 그래서 항상 물건이 달리는 형편이었다. 그러나 소규모로 공장을 경영하였기 때문에 직원이 많이 필요하지 않았고 또 비용을 줄이기 위해 기술적인 작업은 밤에 내가 직접 했다. 또한 새벽에는 절임류 식품을 일찍이 새벽시장에 팔기 위하여 차에 요령있게 싣고 시장에 나가야만 했다. 당연히 밤에 잠자는 시간이 4시간 정도로 줄어들 수밖에 없었다. 잠자는 시간을 줄여 낮에

판매활동을 했던 것이다.

　이런 생활을 1년 넘게 하다보니 피로가 겹쳐 나중에는 피로를 느끼지 못하는 상태가 되었다. 작은 돈벌이가 되더라도 거기에 큰 재미와 기쁨을 느끼고 여러 식구들을 거느려가며 생활을 유지해야 하는 그 당시의 생활환경에서는 몸이 부서지더라도 가족을 먹여 살리겠다는 생각에 피로가 쌓여간다는 느낌도 잊은 채로 보람을 가지고 생활하였던 것이다.

　그러던 어느날, 갑자기 입맛이 없어지게 되고 전신에 피로가 쌓여 매일 규칙적으로 새벽에 차에 절임류 식품을 싣곤 했던 일이 힘이 너무 들어 작업하기가 어려워졌다. 힘들게 차를 타고 거래처마다 절임류 식품을 대주고 늦게 집에 돌아가니 아내는 내 얼굴과 눈을 보고 당신 얼굴색이 누렇게 떠있는 상태이고 눈에 생기가 하나도 없이 탁 풀려져있다며 걱정스러운 어투로 어서 들어가 아침식사를 하라고 재촉하였다. 그러나 나는 전혀 식사를 못하고 피로로 인해 까라져 누워있었다. 그 다음날이 되었는데 나는 만사가 귀찮고 피곤하기만 했다. 그래서 시장에 가는 일은 기사에게 맡기고 나는 아내와 같이 병원에 가서 진찰한 결과 황달(黃疸)병이라 진단을 받게 되었다. 그 말을 듣자 하늘이 무너지는 것 같았고, 그 당시는 의학이 발달하지도 못했던 때라 병원에서도 황달병을 잘 치료하지 못했던 시대였다. 내게는 노부모와 처자와 육남매가 있었고 나는 무슨 짓을 해서라도 살아야 한다는 일념뿐이었다. 옛 말에 하늘이 무너져도 솟아날 구멍이 있다는 말에 큰 용기를 얻어 살수 있다는 의지를 강하게 갖게 된 것이 큰 힘이 되었다. 고민과 어두운 암흑 속에서 걸어가는 느낌, 허수아비 같은 삶, 등신같은 처지가 되어 있을 때, 이웃집 김영남이 내게 와서 일요일에 제일교회 박태길 목사의 설교를 들어보자고 설득하여 교회에 가게 되었다. 박목사님의 설교중 '구하라. 그러면 너에게 주어질 것이다.'라는 설교에 큰 감동을 받았지만 황달병에 대한 고민을 벗어나지는 못했다. 그러던 중 아내가 그 당시에 성행했던 계모임에서 황달병에 대한 이야기를 했고 계룡산 갑사(甲寺)를 지나 연천봉에 오르는 도중에 위치한 대자암(大慈庵:암자이름)에 가면 동국대학교 강사로 있는 문정스님이라는 분이 있는데, 그분한테 가서 황달병에 관한 이야기를 잘해보라는 권유를 들었다고 했다. 그 다음날, 아내와 기사와 함께 새벽시장을 일찍이 마치고 대자암 문정스님을 찾아가서 황달병에 걸려 스님을 뵈러 왔노라고 말했더니 문정스님은 내 얼굴과 눈을 자세히 훑어보더니 진맥도 하지 않고 자초지종 병세를 자세히 말하라는 것이었다.

　나는 지금 치료하고 있는 것이 잉어를 잡아 큰 내리기에 물을 채우고 그 속에 잉어를 집어 넣은 다음, 3일간 그 잉어를 바라보고 있다가 황달병에서 나타나는 나의 눈과 얼굴의 누런

색이 잉어의 눈색깔에 옮겨지게 되면 그때 그 잉어를 마늘과 생강을 넣고 고아서 2개월간 먹었는데, 큰 효과는 없었다는 이야기를 하였다. 그러자 조용히 2, 3분 지난 다음에 문정스님이 말문을 열어 내가 다시 처방을 해주겠다고 하며 계룡산 상신리에 가서 우학도인 권태훈(羽鶴道人 權泰勳)이라는 분을 찾아가서 단전호흡을 수련하여 우주의 기를 몸에 지녀보라고 권유를 하시는 것이었다.

문정스님의 두 번째 처방내용은 인진쑥과 창출, 감초, 산수유를 달여서 식후에 계속 복용하라는 내용이었다. 기쁜 마음에 돌아온 나는 2개월 동안을 복용하였지만, 쓴 인진쑥을 계속 먹으니 설사가 계속 되어 하는 수없이 인진쑥 복용은 멈추었다. 하지만 그 덕분인지 그전보다는 몸이 많이 좋아진 상태가 되었다. 다시 시장에도 간간이 나가게 되었다. 나는 그때마다 서점에 자주 들렸는데, 어느 날 서점에서 「선도입문」이란 책에서 본 「단전호흡법」이란 책을 보게 되었다. 그 책은 일본사람이 대만에 가서 장기간 거주하면서 신선을 만나 대화하면서 자기가 체험한 단전호흡법을 쓴 책이었다. 저자는 다카후지소우이치로(高藤聡一郎)이라는 사람이며, 이 책은 당시 대학교수인 김종오선생이 선인입문(仙人入門 : 신선으로 들어가는 문)이라는 제목으로 한국말로 자세히 옮긴 것으로 도인과 단전호흡법을 수련하면 우주의 기(氣)를 몸에 들어오게 한다는 자기 체험담과 황달병에 관한 음식의 식이요법과 소주천(小周天)으로 황달병을 고쳤다는 내용이 적혀 있었다.

나는 망설이지 않고 「선인입문」이란 책을 사와서 밤낮없이 정독으로 10번을 30일간을 거쳐 읽으니 조금이나마 이해가 되어서 도인(導引)과 단전호흡을 지도자 없이 책에 써있는 그대로 수련을 1년간 매일 수행한 결과 기(氣)를 독맥(督脈)을 거쳐 머리 백회혈(百會穴 : 머리 꼭대기가 되는 정수리 부위)까지 올리는 단전호흡을 수련하여 기(氣)가 백회혈(百會穴)에 올라오게 되었다. 그러나 문제가 생겼다. 그것은 기(氣)를 독맥(督脈)으로 올리는 과정에서 머리 뒤통수에 있는 풍부혈(風府穴)이라는 곳까지 올라오게 되어 뒤통수를 날카로운 송곳으로 푹푹 찌르는 느낌이 오기도 하고 통증도 심하게 오게 되었다. 또한 엉덩이가 크게 진동이 오기도 하였다. 그러나 계속해서 독맥(督脈)으로 기(氣)를 올려 백회(百會)까지 기(氣)를 올리게 될 때도 위와 같은 증상이 일어나며 몸 전체가 크게 진동이 오게 되었다.[26]

나는 이러한 통증과 진동이 일어나는 것이 혹시 몸에 부작용이 일어난게 아닌가 하는 두려운 생각에 대자암 문정스님에

---

[26] 기(氣)를 단전혈에 저축하여 독맥(督脈)에 속한 풍부혈(風府穴 :머리 뒤통수)에 올리게 되면 누구나 몸에 진동이 일어나며 이것은 공통적으로 일어나는 현상이다. 나의 경우 풍부혈(風府穴)에 바늘이나 송곳으로 찌르는 느낌과 통증을 잘 참고 견뎌 기(氣)를 올렸다. 그러나 이런 부작용이 없는 오행연기법(五行煉氣法)이 있다.

게 소개받은 우학도인 권태훈 선생님을 찾아가게 되었다. 선생께 공손히 인사하고 대자암에 계시는 문정스님을 찾아가기 전에 황달병으로 인해서 문정스님과 인연이 맺어진 경위와 문정스님께 선생을 소개받은 경위를 이야기한 다음 황달병에 걸린 과거 이야기와 일본인 다카후이소우이치로(高藤聡一郎)란 일본인의 책을 읽고 수련한 이야기, 또 안광수의 「신선이 되는 법」이란 책을 읽고 도인과 단전호흡법을 이해하고 1년 동안 수행한 결과 풍부혈(風府穴)에 기(氣)가 올라 왔을 때 바늘이나 송곳으로 찌르는 느낌이 오고 통증과 온몸에 진동이 일어나 앞으로 몸에 부작용이 일어날까 하는 걱정이 되어서 선생님을 찾아오게 되었노라고 이야기했다. 그러자 권선생께서는 얼굴은 붉은 편이고 기색은 희희낙락한 인상을 활짝 펴시면서 크게 나를 반겨주며 자네가 성공했네 하며 이제 백회에 머문 기(氣)를 빨리 임맥(任脈)으로 내리면 우주의 기(氣)가 황달병을 자연치료 해줄 것이라고 하였다.

나는 환희와 기쁨으로 병이 다 나은 것만 같았다. 또 선생께서 나에게 하는 말이 기(氣)가 풍부혈에 오르게 되면 누구나 공통적으로 통증이 일어나는 현상이 되는데, 체질이 허약한 사람은 그런 경우가 간혹 있으나 체질에 따라서 반드시 그런 일이 있는것도 아니라는 말씀을 하셨다. 허약체질은 정신적 이상이 생길수도 있으나 심신으로 버티고 두려워하지 말고 매일 40분 정도 수련하면 기(氣)의 압력이 생겨 몸의 부작용이나 질병은 기(氣)의 압력의 힘으로 정신과 마음의 힘이 작용하여 치료가 된다고 하였다. 이 과정에서 가장 어려운 것이 조식호흡(調息呼吸)의 길이가 20초 되게 하여 오행연기법(五行煉氣法)으로 기를 단전에 들어오게 해서 단전에 쌓이게 한 다음 배로 돌리는 과정이 있다는 것을 어렴풋이 이야기하였다.

처음에 수련자들이 주의할 것은 급하게 마음을 먹고 빨리 우주의 기(氣)를 단전에 들어오게 하겠다는 생각은 금물이며, 이렇게 서두르다보면 여러 사람들의 수련하는 예로 보아 끊어지게 되는 호흡을 하여 내가 들은 바로는 처음부터 1분 호흡이 된다고 하는 사람이 많이 있는데 이것은 모두 끊기는 호흡이 되는 것이며 보통 3, 4개월은 수련하여야 한다는 말을 들었다.

처음에 호흡수련 할 때는 무념무상(無念無想 : 아무런 생각도 없이 잡념을 버리는 것)으로 수련하다가 단전호흡이 익숙해지면 단전에 쌓여진 기를 의식적(意識的)으로 조식호흡(調息呼吸)을 20초 되게 수련을 하여 기를 배로 돌리게 하는 것이다. 이런 권태훈선생의 강의를 마치고 집에 돌아와 기회있을 때마다 공장일을 도와주며 수련을 하였다. 먼저 나는 임독맥기행법(任督脈氣行法)에서 수련한 단전호흡법의 체험을 통하여 의식조식호흡법(意識調息呼吸法)이 기본적 토대가 되어 오행연기법(五行煉氣法)도 순조롭게 이루어졌다. 여기에서 말하고자 하는 것은 내 경험으로 미루어 볼 때 오행연기법이나 임독백기행법 또는 기를 들어오게 하는 호흡법은 다같이 의식조식호흡법(意識調息呼吸法)으로 하는 것이 빠르게 단전(丹田)에 들어온다. 그러나 이에 대하여 선생의 강의내용은 오행연기법(五行煉氣法)에서 기(氣)를 들어오게 하고 기를 오행연기법으로 돌아가게 하는 호흡법도 조식호흡법(調息呼吸法)으로만 수련하라고 권유하는 내용이었다.

이에 관하여 내가 경험한 바로는 조식호흡법(調息呼吸法)은 단순히 1회 호흡하는 길이가 들숨 10초, 날숨 10초 도합 20초 호흡이 되게 연습단계에서 조식호흡을 하였고 20초 이상의 길이가 되는 호흡에서 기(氣)를 들어오게 하는 것과 기(氣)를 임독맥(任督脈)으로 돌리는 것도 다같이 의식조식호흡법(意識調息呼吸法)으로 수련한 것이 조식호흡법(調息呼吸法)으로만 수련한 사람보다 기가 빠르게 단전에 들어오게 된다는 것을 알게 되었다[27]. 그런데 조식호흡법이나 의식조식호흡법에서나 수련자들은 다같이 끊어지는 호흡을 하여 기(氣)가 단전에 들어오지 않은 경우를 많이 보아왔다. 이것은 처음에 코로 숨을 길게 들어마실 때 대개의 수련자들은 숨을 길게 들이마시는

---

27) 큰 경지에 도달되는 호흡은 20초 이상의 길이가 되는 호흡이 되어야 하며, 1분호흡, 2분 호흡이 되게 수련하면 큰 경지에 오르게 된다.

순간에 나 자신도 모르게 숨을 순간적으로 꿀꺽 삼키고 다시 숨을 코로 들이 마시게 된다. 이것이 끊기는 숨이다. 이때는 숨을 길게 들이마셔서 단전에 숨이 들어온 다음에 입으로 내쉬어야 하는 것인데, 숨을 길게 들이마시는 순간 가슴이 답답하게 될 때 나도 모르게 숨을 삼키게 되는 것이다. 이런 호흡은 1년을 수련하여도 기(氣)가 단전에 들어오지 않는다. 이때에는 손가락을 이용해 열까지 세어 10초가 될 때까지 들이마시고, 다시 열까지 손가락으로 세어 10초가 되면 내쉬고 하는 식으로 20초 호흡을 연습을 하여야 한다. 이것을 수식관(數息觀) 호흡이라 한다. 호흡이 익숙해지면 이 방법은 쓰지 않는 것이다.

※ 호흡하는 장소 선택 : 장소선택은 먼저 오행연기법이나, 임독맥 기행법에서나 장소가 다를 수 없다.
① 가족 중 여러 사람이 왔다 갔다 하지 않는 방이나 덥고 따뜻하지 않은 방, 즉 선선한 방이 좋다. 담배를 피워서는 안되고 선풍기를 돌리거나 바람이 들어오지 않는 방을 선택할 것.
② 식사한 후 소화된 다음에 수련하여야 하고 조용한 분위기가 되어야 한다. 허리벨트를 풀고, 대소변을 수련 중에 하면 안된다. 정신과 마음을 안정시켜야 하고 정신을

단전호흡에다 집중시켜야 한다. 수련할 때 땀을 닦거나 손발을 움직이면 안된다.

③ 먼저 뱃속에 있는 나쁜 기운을 3, 4회 토해낸 다음에 호흡을 시작하여야 한다. 술, 담배를 절대 금하여야 한다.

④ 절에서 참선하는 엄격한 자세로 할 필요는 없다. 여름철에도 선풍기를 돌려서는 안된다. 기(氣)가 단전에 들어오게 될 때는 피부가 간질거리는 경우가 있다. 이때 몸을 움직이며 긁적거리면 안된다.

⑤ 기(氣)가 독맥이 되는 풍부혈(風府穴 : 뒤통수)에 오게 될 때 통증이 심하게 오게 될 때 참지 못할 경우에는 오행연기법으로 기(氣)를 돌려야 한다.

그러나 권태훈선생은 몸에 전혀 부작용이 없는 기행법도 있다고 엄중한 태도와 기색으로 자세를 취하면서 나에게 말을 하였다.

4
우학도인 권태훈(羽鶴道人 權泰勳)선생을 만나다

　나는 우학도인 권태훈(羽鶴道人 權泰勳)선생에게 공손하고 정중하게 몸에 부작용이 없는 기(氣)행법을 지도해달라고 부탁을 드렸다. 선생은 나를 가만히 살피더니 그보다 더 급한 것이 지금 자네 머리의 백회혈에 머물고 있는 기(氣)를 빨리 임맥으로 내리라고 하는것이었다. 그래서 나는 다음날부터 임맥으로 쉽게 기가 내려가게 하였다. 다음에는 의식으로 단전에 쌓인 기(氣)를 독맥이 되는 장강혈(長强穴)에 올리고 다음에 명문(命門)에 올리는 것을 독맥에 따라 백회혈까지 올리고 다음에 백회혈에 머물고 있는 기를 임맥이 되는 인당(印堂)으로 내리는 것을 계속 수련하였다. 그리하여 소주천(小周天)의 기행순서 독맥의 ①장강→②명문→③척중→④신도→⑤대축→⑥풍부→⑦간강→⑧백회→ 임맥의 ⑨인당→⑩인중→⑪잔중→⑫중원→⑬단전→⑭장강→⑮단전을 거쳐 다시 독맥의 백회를 거쳐 임맥으로 기를 내리는 과정을 완성하였다.(p. 30 참고)

며칠 후 나는 기(氣)가 오랫동안 백회에서 머물러 있으면 어찌되는가를 선생에게 물어보았다. 백회혈에 기(氣)가 오랫동안 머물고 있으면 기(氣)는 다른 혈로 새어나가게 된다고 하였다. 그래서 지금 백회혈에 머물고 있는 기(氣)를 임맥으로 내려가게 하지 않으면 앞으로 기(氣)를 내리는데 힘들어진다고 하였다. 또한 소주천(小周天)을 완성하기가 힘들어지니까 지금 백회혈에 머문 기(氣)를 내일부터 의식을 인당(印堂:양쪽 눈썹사이의 중심부위에 위치)에 주어서 기(氣)가 인당에 내려가 머물 수 있게 해야 한다. 그 다음에 인중(人中)에 기(氣)가 내려가게 해야 하고[28] 다음으로 잔중(膻中)에 기(氣)를 내리는 것이다. 그러면 기는 단전(丹田)을 거쳐 관원(關元)을 지나 독맥이 되는 장강(長强)에 연결되게 하는 것이다. 이러한 기행 순서가 소주천(小周天)이 되는 것이다. 선생은 내게 기(氣)를 임맥(任脈)으로 내리는 수련은 독맥(督脈)으로 기를 올리는 것보다 쉬

---

[28] 각 혈(穴)에 기가 머물러야 할 기간은 3일간이고 기(氣)가 쌓여있게 하는 것이며 이때는 순한 호흡으로 그 혈에다 의식을 주어서 기(氣)가 머물게 하는 것이다.

울 것이니 급한 마음을 갖지 말고 무념무상의 상태에서 오직 의식으로만 백회에 머문 기(氣)를 임맥으로 내려야 한다고 지도를 해주는 것이었다.

선생과 작별을 해야 할 시간이 와서 나는 선생께 지극한 마음으로 큰 절을 올리면서 선생한테 나의 인상을 심어주고 싶었다. 내가 작별인사를 올릴 때 선생은 주의깊게 일일지무휴지성위도(一日之無休至誠爲道 : 하루라도 쉬는 날이 없이 정성을 다하여야 한다) 즉, 우주가 돌아가는 이치의 길을 따라가야 한다고 말씀을 해주셨다.

나는 다음날부터 권선생의 뜨겁고 감동적인 말씀을 간직하고 단전호흡을 수련하여 기(氣)를 임맥으로 내리는 수련을 하여 기(氣)가 단전까지 내리게 되고 의식으로 독맥의 장강혈(長强穴)로 기(氣)를 올려 백회혈(百會穴)까지 올리는 수련도 계속되었다. 어느날 아내에게 부탁하기를, 오늘부터 조용한 방에서 하루 3, 40분 동안 단전호흡을 수련하여 소주천(小周天) 공부를 하려고 하는데 어떻게 생각하느냐고 의향을 물었다. 아내는 두말할 것도 없이 황달병을 고치기 위한 것인데 당연히 승낙한다며 오히려 나를 격려해주었다.

또 한번 아내의 고마운 마음에 가슴이 뭉클해졌다. 그제서야 나는 안정된 마음으로 소주천(小周天)을 수련하게 되었다.

우선 조용한 방을 골라 대략 어수선한 물건을 정리하고 새벽 6시에 절임류 식품차를 시장에 보낸 다음에 서늘한 방에 앉아 여러 가지 생각이 떠오르는 것을 버리고 소주천의 순서로 단전호흡을 해가며 의식으로 백회에 머문 기(氣)를 인당(印堂)에 주어 기(氣)를 임맥(任脈)으로 내리기 시작하여 다음에 인중(人中) → 잔중(膻中) → 중완(中脘) → 단전(丹田) → 관원(關元) → 독맥이 되는 장강(長强) → 명문(命門) 이러한 순서로 기(氣)를 임맥으로 내려서 독맥이 되는 장강(長强)에 이어지게 하여 3개월 만에 소주천의 초보단계를 완성하였다. 이 정도 되면 단전호흡없이 의식만으로 소주천이 된다. 그러나 체질에 따라 1~2년이 걸리는 사람도 있다. 임맥으로 기(氣)가 내려가는 것은 기(氣)를 독맥으로 올릴 때 보다는 수월하여 술술 기(氣)가 내려가는 기분이 들었다. 하나의 혈(穴)에 기(氣)가 머무는 시일은 3일 정도 걸렸다. 나는 한없이 기뻤다. 3개월간을 하루도 쉬지 않고 매일 30분 정도 기(氣)를 소주천으로 돌렸다. 어느 날 아내가 나를 보고 이제 얼굴상태가 제 모습으로 돌아왔다며 감격스러운 표정으로 나를 반겼다. 나도 아내의 손을 잡고 감격스럽게 기쁨을 나누었다. 세월은 어느덧 흘러 2년이란 과거의 잊지 못할 시간이 지나가 버렸다. 애들은 자라 중학교부터 고등학교까지 등교하는 모습이 즐겁기만 하다.

돌이켜 생각해보니, 내가 전생에 무슨 죄를 진 업보가 있길래 아내를 이리 고통의 세월에 살게 하고 나는 왜 무녀리가 되고 황달병을 얻어 이렇게 고생을 시켰는가 하는 생각을 하게 되었다. 그러나 그동안 아내는 전혀 내색을 하지 않고 원망도 하지 않고 집안일과 아이들 키우는 일에 골몰했다. 고통과 역경을 말없이 이겨낸 아내가 자랑스럽고 고맙기 한이 없다. 고생 끝에 낙이 온다는 옛말을 기억하지만, 생각해보니 90세 가까운 연만한 모친을 모시며 아내 스스로 자신의 잔병을 이겨내며 건강하지 못한 남편을 걱정해가며 집안 살림을 꾸려나가는 것을 속마음으로만 고맙게 생각할 뿐, 사랑한다는 말 한마디 없이 지내온 과거가 후회스럽기만 하다.

　그 중에 가정을 지켜낸 아내가 고맙기도 하고 한편으로는 독신자로 태어난 것이 원망스럽기도 했다. 못난 나를 스스로 자책하며 다른 사람과 같이 똑똑하지 못한 것을 원망하기도 했다. 내 나이 80세의 세월을 훨씬 넘긴 지금에서야 과거의 세월이 꿈과 같이 생각이 난다. 황달병에 걸려 30년 전에 단전호흡 수련을 하여 우주의 기(氣)를 온몸에 지니게 되어 건강한 생명체로 유지할 수 있는 체질로 변화시킨 것이 꿈만 같이 느껴진다. 이제 와서 말없이 흘러간 지난 세월을 생각하면 아내의 나이 역시 80세가 가까워졌고 어느덧 늙은 할머니가 되었으나 늙은 나의 경제활동에 대해 무불 간섭하는 것이 참 고

맙다.29)

　권선생께 백회에 머물고 있는 기를 빨리 임맥(任脈)으로 내리라는 권고를 받았을 때 선생이 내게 일러주는 말이 기(氣)가 임맥(任脈)과 독맥(督脈)으로 돌아가게 되어 소주천(小周天)의 경지에 이르게 되면 우주의 힘을 내 몸에 크게 받아들이게 되는 것이며, 이로 인하여 어려운 사정에 이르게 되었을 때는 염력(念力 : 소주천으로 기(氣)를 임독맥에 여러번 돌아가게 되면 우주의 기(氣)가 선천적 기(氣)와 연결되어 정신적인 능력이 자연의 힘과 부합되어 원하고 갈망하고 생각했던 일이 우연히 잘 풀리게 되는 원력)을 사용해보라고 권유를 했었다. 또한 내게 하는 말이 옛말에 의하면 크게 성공하고 출세하는 사람들은 어려서부터 고난과 고통과 어려운 역경 속에서 자라나 모진 난관을 이겨내어 마음과 전신으로부터 강철같은 마음과 정신과 육체가 뭉쳐져 날카로운 송곳으로 변하여 가로막힌 장벽을 뚫고 나아가 성공을 하게 된다는 교훈을 일러 주었다. 나는 용기백배 하였다. 선생은 마지막으로 내년(1991. 9. 1)서울시 종로구 적선동에 있는 한국단학회 연정원(韓國丹學會 硏精院)30)에서 몸에 부작용이 없는 오행연기법(五行煉氣法)31)에

---

29) 깨우치는 나의 생각 : 생각하고 더 생각하면 더 알게되고, 실행하고 더 실행하면 더 능력이 나오게 되고 움직이고 더 움직이면 더 건강하게 된다.
30) 계룡산 상신리에서 해방후 우학도인 권태훈 선생은 한국단학회 연정원을 설립하였다.
31) 오행연기법(五行煉氣法):한민족 뿌리사상에 있는 천부경 三一신고에 있는 진리훈

서 기(氣)를 배로 돌아가게 하는 기행법(氣行法)을 강의한다는 소식을 알려 주었다. 또한 오행연기법(五行煉氣法)으로 기를 돌아가게 하면 임맥(任脈)과 독맥(督脈)으로 기를 돌리는 경우도 수월하게 수행된다고 덧붙여 알려주었다. 나는 기쁜 마음으로 선생을 큰 스승으로 생각하고 금방이라도 세상을 구원하는 도인(道人:우주운행의 길을 따라 세상 사람들을 위하여 좋은 일을 하는 사람)이 되는 것만 같았다.

드디어 1991년 9월 1일이 다가와 나는 단학공부를 하는 옛 친구 염정훈선생을 만나 서울로 올라가 한국단학회 연정원에 가서 권선생의 단학에 관한 강의를 들어보니, 강의 내용은 인간의 체질 구성 요소가 우주 구성체와 같다는 것이어서 인간을 일러 우주의 축소판이라 말할 수 있다는 강의 내용이었다. 따라서 단전호흡을 오랫동안 수련하면 늙지 않고 오랫동안 살 수 있다는 내용이었으며 큰 경지에 오르게 되면 신선도 될 수 있다는 강의 내용이었다. 나는 옛 친구와 같이 늙지 않는다는 강의 내용에 마음이 쏠리게 되어 일주일에 금(金), 토(土)일은 한 번도 빠짐없이 대전에서 서울까지 열차를 타고 3개월 간을 권선생의 오행연기법을 열심히 들었다.

(眞理訓:건강과 인간 완성의 길). 지감(止感:나쁜 감정을 갖지 말아야 한다), 조식(調息:호흡을 길게하여 단전에 우주의 에너지를 지닐수 있는 호흡법), 금촉(禁觸:남에게 나쁜 짓을 하지말고 내몸을 잘 지키라는 뜻)

※ 오행연기법(五行煉氣法)의 기(氣) 행(行) 요령

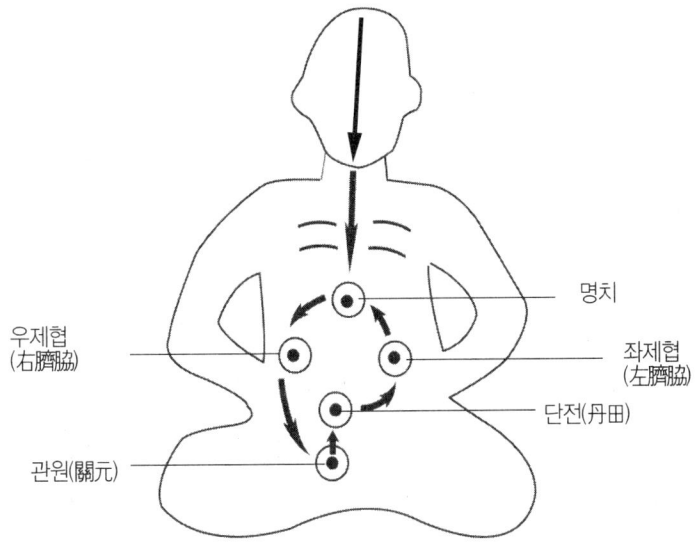

※ 오행연기법은 오랫동안 단전호흡을 수련하여야 우주의 기(氣)가 단전에 들어오게 되는 단점이 있다. 그러나 오행연기법은 몸에 전혀 부작용이 없는 기행법이 장점이다.

그러나 임독맥기행법의 소주천으로 기를 돌리는 과정에서 의식조식호흡법은 기(氣)가 빠르게 단전에 들어오게 하는 장점이 있으나 체질에 따라 부작용이 있을 수 있다.

• **요령** : 위 그림처럼 단전호흡으로 기를 단전(丹田)에다 의식을 주어서 우주의 기(氣)가 단전에 가득히 모여지게 한 다음 의식을 기(氣)가 모여진 단전에다 주어서 단전에 모여진 기

(氣)를 좌제협 → 명치 → 우제협 → 관원 → 단전 → 좌제협 → 명치 → 우제협 → 이런 순서로 반복하여 돌리는 것이 오행연기법의 기행법이다.(p.75 참고)

계속해서 1일에 10회 정도 돌려야 한다. 이 정도의 오행연기법이 수련되면 임독맥의 소주천의 기행도 쉽게 돌릴 수 있게 된다.

나는 권선생이 지도하는 오행연기법(五行煉氣法)이 몸에 아무런 부작용이 없는 기행법이라는 강의에 염정훈선생과 열심히 들었다. 저녁에는 서울에 가서 오행연기법의 강의를 듣고 낮에는 집에서 매일 40분 정도의 시간을 내서 권선생의 조식호흡법(調息呼吸法) : 코로 숨을 길게 길고 순하게 서서히 들이마시며 입으로 내쉴 때 길게 내쉬는 호흡을 수련하였다.

그러나 나는 이미 권선생의 짧게 내쉬는 숨이 아니라 10초 코로 숨을 들이마시고 10초 숨을 내쉬는 연습을 한 다음 의식조식호흡법(의식으로 우주의 기를 단전으로 들어오게 한다는 의식을 주는 호흡)으로 기(氣)를 들어오게 하였는데, 이른바 임독맥기행법(任督脈氣行法)으로 기(氣)가 단전에 쌓이게 하는 요령으로 소주천이 이루어진 경지가 되어서 오행연기법(五行煉氣法)의 기행법이 용이하게 이루어지는 상태가 된 것이다.

기(氣)를 의식으로 배로 돌리는 과정이 되는 오행연기법(五行煉氣法)의 기행요령이 4개월만에 쉽게 이루어졌다.

※ 오행연기법(五行煉氣法)의 순행의 순서는 다음과 같다.

단전(丹田)에 기가 채워진 다음에 좌제협(左臍脇)에 기(氣)를 의식으로 올린다. 3일간 조식호흡을 수련하여 기(氣)가 단전에 쌓이게 의식을 준 다음에 기(氣)를 명치에 올리는 것이다. 3일간 조식호흡으로 기(氣)가 명치에 쌓이게 의식을 준다. 이러한 요령으로 다음에는 우제협(右臍脇)으로 기(氣)를 내린다. 3일간 조식호흡으로 기(氣)가 우제협에 쌓이게 의식을 준다. 다음에 우제협에서 기를 관원(關元)으로 내린 다음 다시 단전(丹田)으로 기를 올리는 과정을 반복하는 것이다. 이같은 기행을 반복하여 오행연기법의 소주천을 300회 정도 돌리게 되면 단전호흡을 하지 않고 의식만으로 오행연기법이나, 임독맥기행법 의식으로 기를 돌리게 된다.

그러나 염정훈선생은 기(氣)가 단전에 들어오지 않은 상태에서 순순히 오행연기법(五行煉氣法)에 의존하여 집에서 4개월 수련한 결과 단전에 따뜻한 열기만 있고 성욕이 자주 일어난다고 내게 말하는 것이었다. 그는 또 내게 어떠한 수련법으로 오행연기법으로 기(氣)를 돌리게 되었는지를 물었다.

나는 권태훈선생의 조식호흡법으로만 기(氣)를 단전에 들어오게 하라는 지도에서 약간 벗어나 각혈에다 의식을 주어서 기(氣)가 빠르게 들어와 단전에 쌓이게 되었고, 단전에 쌓인 기(氣)에 강한의식을 주어 더욱 단전에 기(氣)가 쌓이게 하루도 쉬지 않고 수련하였으며, 또한 이미 임독맥 기(氣)행의 호흡법을 수련하여 기(氣)가 단전에 쌓인 상태에서 수련했기 때문에 오행연기법의 소주천(小周天)이 쉽게 이루어진 것이라고 말해주었다. 그러나 1년이 지난후에도 염정훈 선생은 아직도 단전에 기가 들어온 느낌이 없다고 했다.

그래서 나는 다시 선생에게 호흡 수련을 하루라도 빠지지 말고 수련하되 전에 조식 호흡할 때 코로 숨을 10초 들이마시고 10초간 내쉬어 1회 호흡이 20초가 되게하여야 한다고 말하고, 열심히 수련하면 소주천을 성공할 것으로 생각된다고 말해 주었다. 이제 숨을 코로 길게 들이마실 때 우주의 기(氣)를 단전에 들어오게 한다는 의식을 강하게 단전에 주고 숨을 입으로 내쉴 때 임독맥기행법에서 정식의식호흡[32] (p.182 참고)과 같은 요령으로 코로 10초 들이마시고 내쉴때는 7초는 내쉬고 3초는 강하게 단전에 기를 남겨놓는다는 의식을 주어야 한다고 말하였다.

6개월후 염선생을 다시 만났을 때 선생은 이제야 단전에 기(氣)가 들어온 것을 느끼게 되었다고 말하였다. 나는 큰 보람을 느끼게 되었고, 수련 과정을 물어보게 되었다. 선생의 말이 처음에는 단전에 따뜻한 물이 들어오는 느낌과 실개미가

---

[32] 정식의식호흡법(停息意識呼吸法) : 예컨대, 1회 호흡길이가 20초 될 때 코로 숨으르 10초 들이마시고 입으로 숨을 10초 내쉴 때 7초는 자연스럽게 내쉬되, 3초는 숨을 멈추고 기(氣)를 단전에 남겨놓는다는 의식으로 내쉬는 것이다.

기어서 들어오는 느낌이 있었으며, 성욕이 참지못할 정도로 치솟았다고 말하였다. 나는 이제 선생이 성공하였다고 말하며 둘이 무척 기뻐하였다.

나는 경험에 의한 것들을 다시 염선생에게 말해주었는데, 만약에 성욕이 심하다고 섹스를 하여 정액을 배출하게 되면 십년공부 도로아미타불이 되니 조심하라고 일러주었다.

염선생은 환한 기색을 하며 단전호흡의 장소선택에 대해서 물으면서 경치 좋은 산속에 들어가 수련하는 것은 어떠한가 라는 말을 하였다. 나 같은 경우에는 간혹 시간이 있으면 계룡산 명선봉(明仙峰)에 올라가서 동방을 향해 수련을 한 적은 있지만, 그렇지 않으면 집에서 수련을 했으며 구태여 산에서 수련할 필요는 없다는 말을 해주었다.

호흡수련할 때 가장 중요한 것이 끊기지 않는 숨이 되어야 하는데, 숨을 길게 들이마실 때 들이마시는 순간 나도 모르게 꿀꺽하고 숨을 삼키게 되는데, 그러면 그 순간 숨이 끊어졌다가 다시 이어지는 경우가 있다. 어떤 사람들은 이런 경우를 모르고 나는 1분 호흡, 2분 호흡이 된다고 큰소리치는데, 이런 경우가 되지 않도록 주의해야 한다. 호흡하기 전에 3, 4분 동안 뱃속에 있는 탁한 기운을 3, 4회 토해 낸 다음에 수련에 들어간다.

또한 단전호흡의 수련은 엄격한 참선행위와 같은 자세는 필요없다. 전신에 힘을 주지 말아야 하고, 자연스러운 마음과 바른 자세가 필요하다. 산에서 수련할 때는 아늑하고 바람이 불거나 물흐르는 소리가 나는 장소는 안된다.

호흡수련할 때 전화를 받거나 몸이 가려워 긁적거리거나 손발을 놀리거나, 혹은 정신을 다른 곳에 두면 안된다.

기(氣)를 단전에 들어오게 한다는 강한 의식을 주어야 한다. 자연스럽게 앉은 자세를 취하되 자기가 편안한 자세를 취하고 조용하고 소음이 들리지 않는 곳으로 수련장소를 택해야 한다. 의자에 앉은 자세도 좋다. 물 속에 들어가 앉아 있는 상태에서 물이 아랫입술 밑에 있는 턱에 닿는 정도면 단전호흡이 잘 될 수 있다.

※ 호흡할 때 숨이 끊기지 않는 요령

우리가 다른 사람과 대화할 때 숨 쉬는 시간은 보통 3초에서 4초의 시간이 된다. 그러나 단전호흡에서 우주의 기(氣)를 단전에 들어오게 할 때는 호흡의 시간을 늘려나가야 하는 것이다. 예컨대 코로 숨을 들이마시되 10초간 가늘고 길게 들이마시고 입으로 10초간 내쉬는 숨이 되게 호흡수련을 하여야 하는 것이다. 이것이 조식호흡법(調息呼吸法)이다. 그러나 기(氣)를 들어오게 하는 단전호흡은 코로 10초간 길게 숨을 들이마시고 내쉴때는 짧게 내쉬는 것이다. 말하자면 입으로 내쉬는 숨을 7초간은 자연스럽게 내쉬고 마지막 3초는 단전에 우주의 기(氣)를 남겨놓는다는 의식을 강하게 준다음 내쉬는 것이다. 이것이 이른바 의식조식호흡법(意識調息呼吸法)이다. 또한 이 방법이 오행연기법(五行煉氣法)에서 기를 들어오게 하는 요령이다. 여기에서 큰 경지에 오르게 하는 요령있는 단전호흡법은 1회 호흡에 길이가 20초에서 1분, 2분 정도의 호흡길이가 되게 단전호흡을 하여야 한다. 이렇게 단전호흡의 시간을 점차적으로 늘려 나가야 하는 것이다.

간혹 다음 그림과 같이 끊기는 호흡을 하면서 갑자기 1분호흡이나 2분 호흡 또는 3분 호흡이 된다고 큰 경지에 이르게 된 단전호흡이 된다고 여러 사람에게 자랑하는 사람도 있다.

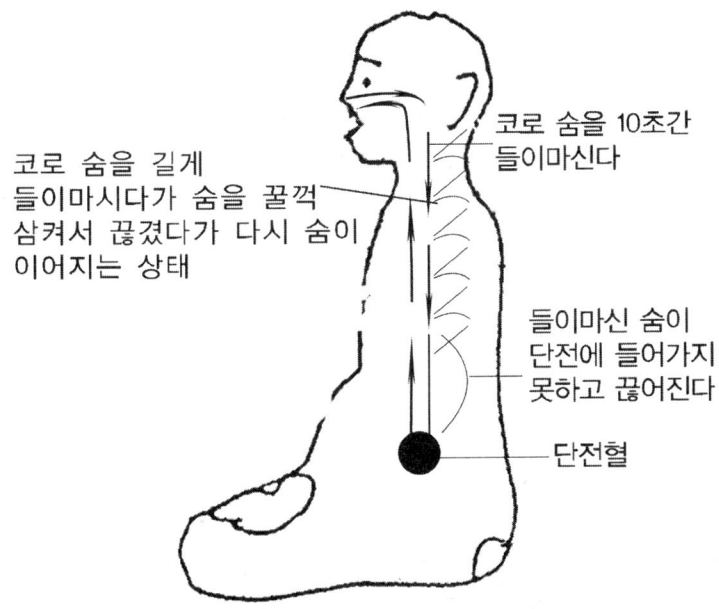

오행연기법(五行煉氣法)에서 몸에 부작용이 없는 호흡법을 수련하는 첫 번째는 조식호흡법을 충분히 연습하는 것이라 했다. 우학도인 권태훈 선생은 오행연기법에서 기(氣)를 들어오게 하는 단전호흡은 조식호흡으로만 기(氣)를 들어오게 하라고 권유하였다. 이에 대하여 내가 체험한 바로는 조식호흡법만으로는 기(氣)가 단전에 잘 들어오지 않아 의식조식호흡과 정식의식호흡법(停息意識呼吸法)(p.182 참고)으로 기를 단전에 들어오게 하였다. 여기에서 말하는 것은 오행연기법이나 임독맥기행법이나 다같이 조식호흡법에서 호흡연습을 하는 것이다. 그러나 먼저 말한 권선생이 지도하는 조식호흡법은 코로 숨을 들이마실 때의 요령에 있어서 들이마시는 숨이 10초, 내쉬는 숨이 10초 되게 하라는 것이다. 즉 1회 호흡 길이가 20초라면 코로 들이마시는 것도 10초가 되고, 숨을 내쉬는 것도 10초가 되게 한다는 것이다.

　조식호흡에서 호흡연습이 된 다음에는 의식조식호흡을 하여 단전에 기를 쌓이게 하는 것이다. 정식의식호흡법은 숨을 입으로 10초 내쉴 때 10초를 다 내쉬는 것이 아니라 7초만 입으로 숨을 내쉬고 3초는 기(氣)를 단전에 남겨 놓는다는 의식을 강하게 단전에 주어 숨을 멈추는 것이다. 다음 그림을 보면 오행연기법의 기행법에서 기(氣)가 단전에 가득히 채워지게 하는 정식의식조식호흡(停息意識調息呼吸)을 하는 요령을 알 수 있다.

※ 오행연기법에서 기를 들어오게 하는 단전호흡의 정식 의식호흡법(停息意識調息呼吸法)

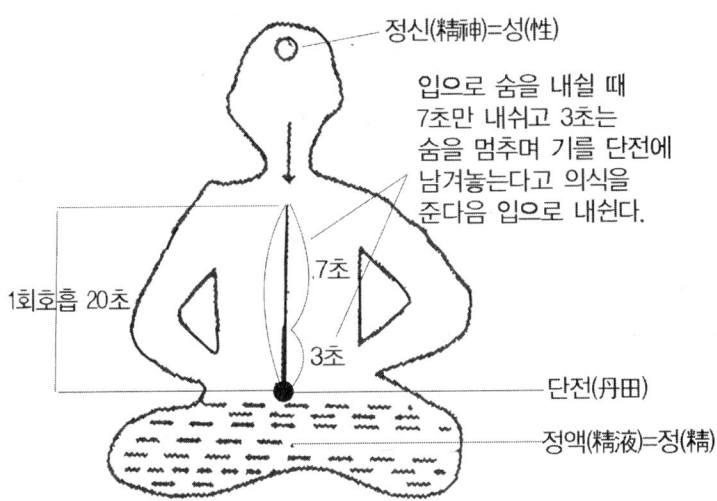

오행연기법(五行練氣法)으로 기(氣)를 배로 돌아가게 하는 요령은 여기서는 우선 기(氣)가 단전에 들어오게 되어 단전에 기(氣)가 쌓이게 하는 것이 급선무가 된다. 수련자들이 구분할 것은 조식호흡(調息呼吸)은 1회 호흡 길이가 20초 되게 연습하는 것이고 의식조식호흡법(意識調息呼吸法)은 기(氣)를 단전에 들어와 쌓이게 하는 호흡법이다. 의식조식호흡법으로 기(氣)가 단전에 쌓이게 되면 아랫배가 따뜻해지게 되고, 임독맥의 기행법의 경우이거나 오행연기법에 있어서나 다 같이 단전부위가 계란 두 개 정도의 크기로 진하게 빨간 색깔로 되어 부어오르게 된다. 이러한 경우가 있더라도 겁내지 말고 2~3개월, 길게는 6개월간 계속 수련하면 단전부위에 부어오른 부기는 몸속으로 들어가게 된다. 이것은 우주의 기(氣)가 들어오는 징조이다. 체질에 따라 다를 수 있으나 일반적으로 아랫배가 따뜻한 경우도 있고 차가운 경우도 있다. 또한 무엇이 채워지는 느낌이 오게 된다. 이러한 경우는 오행연기법에 있어서나 임독맥기행의 경우에도 같은 경우가 된다.

기(氣)가 들어오는 느낌은 임맥의 경우가 될 때 단전에 실개미가 기어들어오는 느낌이 되는 경우도 있고, 따뜻한 물줄기가 흐르는 느낌도 있다. 따라서 단전혈을 물컵 같은 그릇으로 생각할 때 그릇에 기(氣)가 가득 채워지게 되면 계속 의식조식호흡을 하여 기(氣)가 그릇에 넘쳐 흐르고, 이 넘치는 기(氣)를 의식호흡이나 정식의식호흡(停息意識呼吸)으로 독맥이 되는 장강혈(長强穴)에 기(氣)를 끌어 올리는 것이다. 즉, 정식의식호흡이란 호흡할 때 의식으로 기(氣)가 단전에 채워지게 의식을 주는 것이며 끝으로 호흡할 때는33) 호흡을 짧게 멈추며 의식으로 기(氣)를 단전에 남겨 놓았다고 의식하는 것이다.

※ **공동**(空洞 : 뱃속이 텅 비어 있는 상태의 느낌)의 경지가 오는 것은 기(氣)를 오행연기법의 소주천으로 300회 정도 수

---

33) 숨을 코로 10초 들이마시고 입으로 10초 내쉴 때 7초는 단전에 들어간다고 의식하고 3초는 단전에 남겨놓는다는 의식을 하며 숨을 멈추는 것.

행하면 누구나 공통적으로 나타나게 되는 경우가 된다. 내가 경험한 바로는 아랫배의 단전혈 부위가 계란 정도의 크기로 빨갛게 부어오르는 부기가 빠져야 공동(空洞)의 현상이 나타나게 된다. 또한 아랫배와 가슴 부위 등 옆구리가 가려워지는 경우도 있었다.(이런 경우는 기(氣)가 온몸에 퍼지는 경우가 된다) 이러한 경지가 되면 단전이라는 그릇에 기(氣)가 채워져 넘쳐 흐르는 경우가 됨으로 이때 의식조식호흡(意識調息呼吸)을 해가며 강한 의식을 단전에 주며 단전에 채워진 기를 임독맥의 기행법으로 백회에서 단전에 내리는 것이다. 임독맥의 경우 단전에서 독맥에 속한 장강(長强)의 기(氣)를 백회에 올리고 백회에서 기(氣)를 임맥으로 내리는 것이다. 이것이 임독맥기항법의 소주천(小周天)이라 한다.

오행연기법(五行煉氣法)34)의 경우 의식조식호흡법(意識調息呼吸)으로 기(氣)가 단전에 채워질 때의 느낌은 임독맥기행법(任督脈氣行法)의 경우와 같다. 단전(丹田)에 기가 채워지게 되면 단전에서부터 좌제협(左臍胁)에 기(氣)를 올린다. 다음에 의식조식호흡으로 강하게 의식을 좌제협에 주어서 명치혈에 기(氣)를 올리는 것이다. 다음에 기(氣)가 명치혈에 3,4일간 기(氣)가 머물러 있게 한다. 이때 의식을 명치에 주며 순한 조

---

34) 오행연기법(五行煉氣法)은 오랜시간 수련하여야 기(氣)를 돌릴 수 있다
  임독맥기행법의 의식조식호흡법(意識調息呼吸法)은 빠른 시일내에 기(氣)가 들어 올 수 있다.

식호흡을 한다. 이것은 머물러 있는 기(氣)를 우제협(右臍脇)에 보내기 위한 것이다. 기(氣)가 3, 4일간 우제협에 머물은 다음에는 같은 요령으로 우제협(右臍脇)에서 관원(關元)으로 내려가게 한다. 그리고 관원에서 기(氣)를 단전에 올린다.(p.75 참고) 이 정도로 기(氣)가 오행연기법으로 돌리게 되면 소주천(小周天)이 완성된 것이다. 오행연기법(五行煉氣法)의 소주천(小周天)으로 30~40회 회전시킨 사람은 관원(關元)을 거치지 않고 수월하게 단전 → 좌제협 → 명치 → 우제협 → 단전으로 기(氣)를 돌릴 수 있게 된다.(p.87 참고) 오랫동안 오행연기법의 소주천(小周天)과 임독맥기행법의 소주천(小周天)을 병행하여 수련하면 기(氣)를 백회(百會)로 빠져나가게 할 수 있다. 이때는 의식으로 내가 공중에 뜨게 되는 느낌이 오게되어 나 혼자만이 공중에 뜬 내모습을 볼 수 있다. 이런 경지를 분신(分身)이라 한다. 이런 경지가 대주천(大周天)이 되는 것이다. 이 경지가 되면 지(知), 신(信), 행(行)의 경지가 생긴다.

지(知:우주의 운행이치를 알게된다. 신(信:우주의 운행이치를 믿어야 하는 것이다. 행(行:우주의 운행이치를 알게 되어 그를 믿게되면 나 자신도 우주운행 이치에 따르는 행동이 있어야 하는 것이다. 여기서 오행연기법의 소주천이나 임독맥기행법의 소주천의 두 개중 하나만을 완수하더라도 분신이나 대주천은 가능하다.[35]

※ 오행소주천기행(五行小周天氣行)

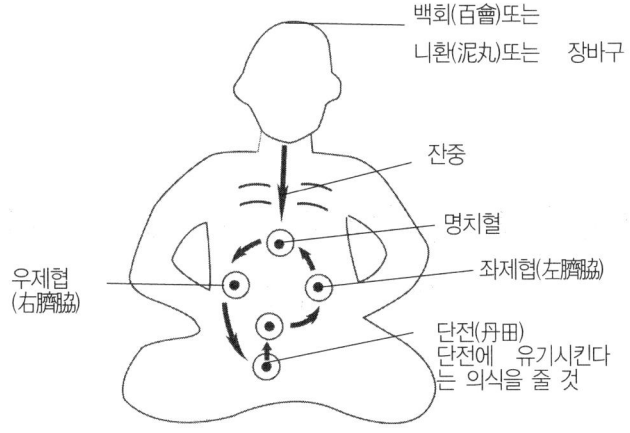

※ 관원(關元)을 거치지 않는 기행법

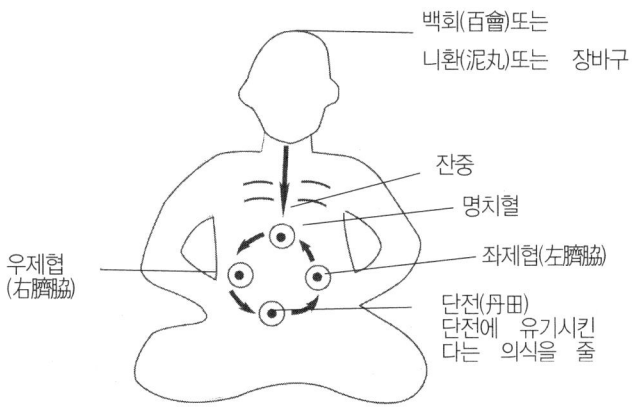

---

35) 오행연기법과 임독맥기행법 중 우주의 기가 빠르게 들어올 수 있는 기행법은 임독맥기행법이며 부작용이 없는 기행법은 오행연기법이다. 임독맥기행법에서 기(氣)를 독맥으로 올릴 경우에 기가 대추(大椎) 풍부(風府)에 오르게 될 때 머리 뒤통수를 바늘이나 송곳으로 찌르는 듯한 통증이 있으므로 이를 참기 어려운 수행자는 오행연기법으로 바꿔서 수련하라는 것이다.

5

단전호흡의 기(氣)와 홍익인간 이념은 세계로 뻗어나가고 있다

　중국식 단전호흡법은 파벌적으로 나누어져 호흡법이 각기 다르게 고대역사에서 발전한 것을 알 수 있다. 대개의 중국식 호흡법은 무식호흡법(武息呼吸法:중국식 요리법에서 나온 것으로 불의 강, 약에 의해 음식 맛이 좋게도 되고 나쁘게도 되는 것에 비유한 것으로 강한 호흡을 무식호흡법이라 하였다.
　이것은 정식의식호흡법(停息意識呼吸法)과 같은 호흡법이다) 기(氣)가 단전에 들어와 기(氣)를 임독맥으로 돌리게 될 때 각혈(各穴)에 기(氣)가 머무르고 있을 때의 단전호흡하는 요령의 호흡법을 중국에서는 문식호흡법(文息呼吸法 : 기(氣)가

각 혈에 머물고 있을 때 기가 머무르고 있는 혈에다 의식을 주어 부드럽고 순한 호흡을 하는 방법)이라 한다. 임독맥기행법에서는 이를 순식의식호흡법(順息.意識呼吸法)이라 하고 오행연기법에서는 조식호흡법(調息.呼吸法)이라 한다.

중국에서는 당(唐)나라와 송(宋)나라 시대에 중국 위백양(魏伯陽 : 주역참동계(周易參同契)란 책을 만들어 단학을 처음으로 알리게 된 사람)이 기에 대한 책을 만들어 우주는 변하고 바뀌는 것이라는 내용을 중국에 퍼뜨리게 되었다. 그후 갈홍(葛洪) 포박자(抱朴子)란 신선이 나와 사람이 도인(導引)과 단전호흡 수련을 하면 불노불사(不老不死:늙지 않고 죽지 않는 신선)이 될 수 있다고 주장했다.

이 당시 우리나라의 삼국시대 이전의 고대 북부여, 단군사상 시대의 홍익인간 고대정치 이념사상을 펼쳤던 시대로 거슬러 올라가 한민족 고대 정치사상의 경전인 천부경(天符經:무극에서 하나의 태극(太極)이 생겨 하늘과 땅과 사람이 탄생하여 우주만물과 더불어 세상을 만들어 모두가 홍익인간 이념으로 고르게 잘 살게 되는 진리적 이치의 경전. 상고시대의 경전으로 여러 가지 뜻으로 해석된다)과 고대 고구려 시대와 발해국(渤海國)시대의 고문(古文)에서 발견된 삼일신고(三一神誥: 하늘과 땅과 사람들과 우주만물을 존재케하여 모두가 다같이 더불어 살아나가기 위하여 바다가 육지가 되게 하고 육지가 바다가 되어 세상을 만든 진리적 이치의 세계적 우주운행법칙에 따른 경전)가 있다. 이 중에서 가장 중요한 것이 진리훈(眞理訓)36)이다.

단군신시시대(檀君神市時代 : 단군 홍익인간 신시시대)에는 인간 수명이 150세에서 200세까지 길었다. 그러나 우주운행은 세월과 시대와 역사의 흐름에 고정된 것이 아니라 변하고 바뀌는 것이어서 한민족의 수명은 이조시대에 접어들면서 짧아지게 되었고 이후 대한민국에 2000년간의 광명이 우주운행에서 빛을 주게 되어 수명도 길어졌으며 이번 2010년 경인(庚寅) 단기 4343년 G20의 세계정상들의 회담에서 한민족 뿌리사상인 홍익인간의 이념 안에 들어 있는 세계평화와 빈부국가들이 서로 나누며 모두가 잘 살기 위한 협력을 펼치게 되었다.

이후 삼국시대에 약세로 몰렸던 신라의 김춘추는 고구려 연개소문과의 협상이 결렬되자 중국 당(唐)나라와 연합하여 백제 의자왕(義慈王)을 무찌르고 연개소문(淵蓋蘇文)이 지금 중국영토로 되어있는 만주(滿洲), 고구려의 옛 영토 발해(渤海)에 그 당시에 여진족이 침입을 하자 그들을 막기 위한 전략과 계획

---

36) 진리훈(眞理訓) : 사람은 본심을 지켜가며 살아가야 할 것이며, 살아가야 하는 데는 지감(止感:건강을 위하여서는 감정에 얽매여서 살지 말것이며), 조식(調息:건강을 위하여 숨을 고르게 길게 호흡하여 우주의 기를 몸속에 들어오게 하여 건강을 지켜야 한다), 금촉(禁觸:건강을 위하여서는 몸을 다쳐서는 안되며 도인체조를 하여야 한다)을 지켜야 한다는 진리.

을 세우고 있었는데, 신라 김춘추는 김유신과 모의하여 중국 당나라와 연합세력으로 고구려를 침입하여 고구려 평양성까지만 점령하고 평양성 이북은 당나라에 지배권을 넘기게 되었다. 이때에 신라 김유신 장군은 백제를 점령하기 위하여 조의선인(早衣仙人)을 끌어들여 화랑도(花郞道)라는 단체를 만들어 국선도(國仙道)라는 명칭을 세워 무술과 단전호흡을 가르쳤던 것이다.

이 당시 한민족의 뿌리사상에서 지켜온 건강법이 되는 진리훈(眞理訓)에 있는 도인법(導引法)과 단전호흡법(丹田呼吸法)과 신라에서 만든 국선도가 그 시기에 중국의 당(唐)나라의 보부상(褓負商 : 보따리장수)에 의하여 중국 당(唐)나라로 건너가게 되었던 것으로 생각된다.

그러나 고대 우리나라의 옛 선조들은 의학에 있어서 단학의 수련법 쑥뜸, 침술 등은 중국보다 앞서있었다고 본다. 단지 우리나라의 사용문자가 없었기 때문에 알고 있는 것을 세상에 발표하지 못하여 국민들이 알지 못하였던 것이다.

중국의 선도는 도교(道敎)[37]의 일부에 속한 것이라고 볼 수 있다. 이에 대하여서는 선도에서 우주의 기(氣)를 내 몸에 들

---

37) 도교(道敎) : 중국의 황제(皇帝) 노자(老子)를 교주로 하는 다신적종교(多神的宗敎)로서 무위자연(無爲自然:마음을 비워 자연으로 돌아가라는 뜻), 불로장생(不老長生 : 늙지 않고 오래 산다는 뜻)등 선도적인 수행법 등을 말한다.

어오게 하는 방법이 파벌적으로 나누어져 있는 단학(丹學)이라고 보여진다. 중국의 단학에 대한 파벌적 분류를 보면,

○ 경전파(經典派) : 옛날에 중국의 학자들이 주장하는 성리학(性理學) 또는 무위자연(無爲自然) 또는 인간의 도리, 불교, 밀교 등의 경전을 주장하는 파이다.

○ 부적파(符籍派) : 이 파는 주문을 외우고 부적을 만들어서 붙이고 부적을 태워서 날리기도 하고 부적을 가지고 다니면서 악령을 물리치고 자기유리만을 위한 파이다.

○ 단정파(丹鼎派) : 건강을 위하여 체술법과 단전호흡법을 수련하면 신선도 될 수 있고 건강도 유지할 수 있다는 파로서 이에 대한 체술법이나 단전호흡법이 여러 가지로 나뉘어져 있는데 여기서 말하는 체술법과 단전호흡법을 자기 체질에 맞게 선택하여 수련하면 우주의 에너지를 단전에 끌어당겨 신선도 될 수 있고 건강한 생명체를 유지할 수 있다고 주장하는 파이다. 이에 대한 인물로서는 중국의 위백양(魏伯陽) 갈홍(葛洪) 포박자(抱朴子) 등이 있다. 이들은 죽지도, 늙지도 않는다고 주장하였다.

○ 방중술(房中術) : 18세의 소녀를 데리고 섹스를 여러 번 하면 그 소녀의 기(氣)가 노인의 몸속에 들어와 병 없이 오랫동안 산다는 도덕성에 위반되는 요법이다.

○ 점술파(占術派) : 점술로 건강을 지키는 파이다. 기문둔

갑(奇文遁甲)으로 귀신을 불러 그 힘으로 건강도 지키고 변신도 한다고 주장하는 파로서 중국에서 많이 행해지고 있다. 그 예로서 중국 삼국지에 나오는 제갈공명(諸葛孔明)이나 유교에서 육임(六任:유교에서 운명을 판단하는 점술)이나 관상, 양택, 묘지의 풍수, 길흉판단의 점술 등을 말하는 파이다.

○ 적선파(積善派) : 이 파는 선행을 많이 수행하여 많은 업적을 쌓아야 앞으로 많은 복을 받을 수 있으며 죽어서도 극락세계로 갈 수 있다고 주장하는 파이다.

그러나 악행을 많이 하여 살아 생전에 여러 사람들에게 고통을 안겨주는 사람은 하늘이 내리신 법(法)에 의하여 재앙과 체벌을 받게 된다는 것이다. 이에 대하여 세계 각국의 통상적인 예로 보아 종교가 아니더라도 선행에는 축복이 있고 악행에는 처벌을 받는 재앙이 온다는 이치는 인류역사에서 기록이 있다. 이러한 중국의 적선파는 고대 한민족뿌리사상에 있는 단군 홍익인간이념과 참전계경(參佺戒經)에 나타난 한국시대(BC 7198~BC 3898)로부터 배달나라 시대(BC 3897~2334)를 거쳐 고조선시대(BC 2333~BC 2378 단군조선시대)로 이어져 왔다.

현재 소통되고 있는 참전계정은 지금으로부터 1천 8백여년 전인 국기4088(단기2524, 서기 191신미년)에 고구려 국상(國相)을 지낸 을파소(乙巴素)선생이 백운산(白雲山 : 현재 천마

산)으로 들어가 사람이 세상을 살아가는데 천지인(天地人)의 결합에 의하여 모든 사람들이 홍익인간화하여 서로가 고통에서 벗어나 화합하여 살아나가야 한다는 생각으로 참전계경팔리훈(參佺戒經八理訓)을 만드셨다.

이에 참전계경팔리훈(參佺戒經八理訓)[38]의 내용을 살펴보면, 인간완성을 위한 여덟가지의 인간도리라는 뜻으로 ① 성공을 위해서는 **정성을 다할 것.** ② 내가 하는 일이 성사되기를 원하면 **큰 믿음이 있어야 한다.** ③ 이웃과 서로 잘 살아가기 위해서는 서로 주고 받는 도움이 있어야 하고 신의로서 서로 사귀는 **사랑이 있어야 한다.** ④ 모든 사람들이 다같이 살아가는 구성체가 되는 사회 속에는 홍익인간 이념으로 서로 돕고 의지하는 **구제가 있게 되는 것이다.** ⑤ 악행(惡行)을 하면 하늘이 내려주시는 처벌을 받게 되는 천도의 운행에서 **재앙의 화를 받게 된다**는 진리적 이치이다. ⑥ 착한 일을 하고 여러 사람들에게 선행을 베풀면 행복한 **복(福)을 받게 된다**는 것이다. ⑦ 악행을 하거나 선행을 하는 나라나 사람에게는 천도의 운행에 따른 **갚음이 있다**는 것이다. 즉, 인간의 본심에 주어진 천륜(天倫)을 따르지 않을 경우는 우주의 운행의 기(氣)로서

---

[38] 다가오는 세상은 물질문명이 정신문명으로 교체되는 시대가 와 있다. 많은 부동산 소유만으로는 살아나가기 어려운 시대가 오게 된 것이다. 창의력이 부동산보다 앞서가고 있는 것이다. 물극필반(物極必反:물질문명이 정신문명으로 바뀌게 한다)의 세상이 오는 것이다.

갚음이 주어진다는 것이다. ⑧ 악행에는 반드시 하늘이 주시는 **응징이 있다는 것이다**.39)

이런 경전의 내용은 불교와 기독교의 경전에서도 진리적 이치가 같다. 가문이나 국가의 역사에서도 선행에는 반드시 축복이 돌아오게 되고 악행에는 필연적으로 천도지응보(天道之應報:하늘이 가는 길에는 응징하여 갚아주는 길이 있다)의 천도(天道)의 질서의 길이 있다는 것이다. 질서의 길을 따르는 것은 우주운행의 가는 길의 이치에 따르는 것과 같은 것이다.

이는 과거 역사에서도 나온 것이며, 가난하고 가진 것이 없이 살더라도 우주운행의 진리적 이치에 따라 정의적 마음과 정신을 포기하지 않고 살다보면 하늘과 우주운행에서 선행(善行)과 악행(惡行)을 구별하여 인간본심에 의거하여 사는 사람에게는 천도의 선행에서 복리를 주게하고 악행에 의지하여 사는 사람에게는 재앙과 불행을 주게 되어 있다. 우주운행의 법칙은 쇠즉성법 성즉쇠법 원리(衰則盛法, 盛則衰法 原理 : 한번 가난하면 언젠가는 부자가 되고, 한번 부자가 되면 언젠가는 가난하게도 된다는 원리)로 되어 있다. 국가의 역사나 개인의 역사에 있어서 악행자가 잘 살고 행복하게 사는 자는 없다. 혹시 잘 산다 하여도 일시적이다. 선행자는 앞일이 잘 풀리고 잘살게 된다.

---

39) 한민족학술원 김청도편을 참고

6

정신수련에서 얻은 기(氣)

한민족의 정신수련에서 얻어진 기(氣)는 수천년 간의 유구한 세월이 흘러간 오늘에 이르러 한민족의 뿌리 사상 속에 숨겨진 오묘한 도법과 도술법으로 조금씩 나타나게 되었다. 이러한 도법과 도술법은 사람의 힘으로 하지 못하는 것을 수련을 통하여 우주의 기(氣)를 이용하여 초능력적으로 어려운 일을 이룬 일이 허다하게 많았으나 대부분은 말로만 전하게 되고 마음으로만 받아오게 되어 인간이 우주운행의 질서에 따르는 진리적 이치에 부합하여 교통하고 있는 것을 모르고 있는 것이 대부분이다.

사람이 수련에서 우주의 기(氣)를 얻어 거기에 사람의 기

(氣)를 합쳐 얻어진 신기(神氣)로 국가의 위기를 막아내는 일이 역사에서 있었음이 기록되어 있다.

앞으로의 세상은 물질문명의 수명이 다되어 정신문명으로 바뀌게 된다고 말하고 있다. 앞으로 다가오는 시대에 적응하기 위하여 젊은 세대들은 동산, 부동산에서 얻어지는 이익으로 살아가기보다는 창의력과 기술혁신과 아이디어(idea:관념적 사상, 앞으로의 구상이 다른 사람보다 뛰어난 이념)를 창출하여 앞날을 개척하는 길을 강구하는 것이 큰 재산이 될 것이라 믿는다.

세상은 고정된 위치에서 머물고 있는 것이 아니라 세월과 시대의 흐름에 따라 변하고 바뀌는 것이 진리고 이치인 것이다. 인생도 이에 따라 알맞게 생각하고 적응하는 노력과 그에 따라 실천하는 태도가 있어야 할 것이다.

이러한 세월 속에서 살아가는 고달픈 인생살이를 이어나가는 일부 중에 무위도식(無爲徒食 : 아무 일도 하지 않고 밥만 먹고 쓸데없는 생각만 하는 사람)으로 살아가는 사람들은 고민과 번뇌, 망상에서 벗어나지 못하고 한탕주의, 범죄 행위에 휘말려 빠지게 되는 경우도 있다. 이러한 사람들은 자기 자신을 구하기 위하여 단학(丹學)의 도(道)에서 도인과 단전호흡을 수련하여 기(氣)를 얻어 자신에게 숨겨진 잠재능력을 개발하여 건강을 얻고 사회에 쓸모 있는 사람으로 거듭나기를 권유하는 것이다.

7

정신수련의 기(氣) 좌도방(左道方)

좌도방(左道方)40)이라는 도술법이 있다. 여기에 그 몇 가지 종류를 소개하고자 한다.

기문둔갑술(奇問遁甲術) : 일반적으로 점술로 이용하고 있는 것이 많이 있다. 장신법(藏身法:내 몸을 감추는 도술)은 전쟁터에서 상대방과 전투를 할 때 내 육신이 잘 안보이게 하는 도술법으로 잘 쓰여왔다. 취물법(取物法)은 귀신의 힘을 빌어 먼 곳에 있는 물건을 내 앞으로 가져오게 하거나 보이게 하는 도술법이다. 분신법(分身法)은 내 몸을 나누어 지게 할 수도

---

40) 우도방(右道方:단전호흡의 수련에서 얻은 우주의 기(氣), 좌도방(左道方:정신수련이나 부적 또는 주문(呪文)등에서 얻을 수 있는 신통력의 기

있고 공중으로 육신과 정신을 띄울 수 있는 도술법이다. 이 도술법은 귀신의 힘을 빌리지 않더라도 대주천(大周天)의 경지에 이르면 가능한 일이다. 이런 도술법(道術法) 등은 역사적으로 볼 때 나라와 국민이 어려운 상태가 되었을 때 보국안민(輔國安民)의 방법으로 이용하기도 하였다.

국가가 위기의 순간에 닥치거나 나라와 국민의 재난을 막기 위하여 하늘과 땅에 있는 좋은 기운을 끌어들이는 신선의 도법으로 많은 주문의 독송과 도술법이 이용되어 왔었다. 이러한 주문은 이조말기에 많이 있었던 것으로서 우학도인 권태훈 선생이 전하는 바에 의하면 삼재주(三才呪)의 해석은 수련할 때 우주 대령(大靈)41)에게 도와달라는 주문으로서 색동지상형(賾動志象形-하늘에 대고 하는 것), 변화의의기(變化擬議機-땅에다 하는 것), 그리고 법극도리명(法極道理明-우주만물에게 고하는 주문)으로 할 수 있다.

원상(原象)42)의 주문은 내가 하는 일에 대해 천지신명에게 성사시켜달라고 고하는 주문이다. 즉, 사람의 육신은 우주의 이치가 들어 있으니 우주의 힘과 사람의 힘을 합치하여 내가 하는 일을 성사시켜 달라는 주문이며 내용은 다음과 같다.

---

41) 우주대령(大靈):천지공간에 있는 우주만물을 지켜주는 신의 존재
42) 정신수련에서 원상문자 하나하나의 전부를 마음의 눈으로 보아서 확인하여 주문을 외운다.

首乾腹坤 天地定位 耳坎目离 日月明光 口兌手艮 山澤通氣
수건복곤 천지정위 이감목리 일월명광 구태수간 산택통기

股巽足震 雷風動作 實是 乾坤之造化而稟氣於人也 大哉 人乎
고손족진 뇌풍동작 실시 건곤지조화이품기어인야 대재 인호

至誠爲道 可以前知 一理存存 百體全全 是爲合德 妙用之專
지성위도 가이전지 일리존존 백체전전 시위합덕 묘용지전

機也 機靜則變 機動則化 動靜之間 變化無窮 是以 不疾而速
기야 기정즉변 기동즉화 동정지간 변화무궁 시이 부질이속

不行而至 致心上之靜靈 感以遂通 天下之故
불행이지 치심상지정령 감이수통 천하지고

於皇上帝 降衷于下民 昭昭感應 降我靈旨 授我○○ 天下之能
어황상제 강충우하민 소소감응 강아영지 수아 천하지능

事畢 天地其永有所依賴矣 以況於 鬼神乎
사필 천지기영유소의뢰의 이황어 귀신호

三靈在身 修之則是 念玆在玆 日夕 乾乾 至氣之神 感應大化
삼영재신 수지즉시 염자재자 일석 건건 지기지신 감응대화

삼재주(三才呪) 주문과 원상(原象) 주문은 어려운 일이 있을 때 고하되 깨닫게 되면 해석이 된다고 하였다. 원상주문에서 ○○표시는 깨닫게 되는 문자를 독송하는 것이다.

예를 들어 수명을 연장하고자 하는 생각이 있으면 수명이 길다고 전해지는 거북이를 들어 ○○에다 永龜를 집어넣어 통념하면 되는 것이다.

1) 좌도방(左道方사)의 도술
   사명당(四溟堂)[43]과 서산대사(西山大師)[44]

　서산대사(西山大師)는 늘 천기를 보고 앞으로 나라에 왜적이 침입할 것을 걱정하는 마음을 놓지 않고 있었다. 역사적으로 고구려, 백제 신라의 삼국시대로 거슬러 올라가 백제의 번성기에 일본(日本)에서는 싸움에서 상대방을 많이 죽이는 자가 큰 권력과 마을의 촌장이 되는 시기가 있었는데 이때를 사무라이(サムライ)시대라 하였다. 그 당시에는 일본의 최고 권력자 소화(そわ)가 일본의 주도권을 잡고 있었는데 백제의 번성기에 백제 무사들에게 소화(そわ)가 살해되는 일이 있었다. 이로 인해 일본의 사무라이(サムライ)들은 백제의 무사들을 적으로 인정하여 역사적으로 원망하며 지내오게 된다. 그래서 일본 사무라이(サムライ)들은 기회가 오면 백제, 신라, 고구려 삼국의 땅을 침범할 생각을 갖고 있었는데 그러던 중 일본의 권력자 풍신수길(とよとみひでよし(豊臣秀吉))이 드디어 원한을 품고 우리나라를 침입하려는 생각을 하게 되었다. 서산대

---

43) 사명당 : 임진왜란때 나라에 큰 공을 세운 스님
44) 서산대사 : 사명당을 가르쳐 나라에 큰 공을 세운 스님

사(西山大師)는 역사를 통해서 천기를 내다보는 선견지명의 도(道)가 높은 큰 스님으로서 왜적의 침입을 예견하고 이에 나라를 구할 인재를 구하러 탁발(托鉢)45)에 나섰다. 이조 효종시대, 부산변두리에는 가끔 왜적들이 노략질로 백성들을 괴롭히고 있던 중이었고 우리나라는 청의 속국이 되어 조공(朝貢)46)을 바치게 되는 형편이 되었다. 마침 효종이 서거하자 당파싸움으로 정치는 막판으로 치닫고 백성들은 도탄에 빠져있던 시기였다.

　서산대사(西山大師)는 타심통(他心通)47)을 통하여 앞으로 있을 왜구의 침입을 알고 있었으나 백성이 동요할까 내심으로만 걱정을 하고 있었다. 당파정치로 인한 정권다툼으로 국세가 기울기 시작하자 왜구들이 기회를 틈타 중으로 가장하여 전국 방방곡곡을 누벼가며 간첩활동을 하여 나라 정세를 낱낱이 살펴 우리나라를 손바닥 보듯 살피고 침략계획을 세우고 있었다. 이에 서산대사(西山大師)는 구국의 일념으로 탁발에 나서게 되었고 마침내 경북의 밀양읍(密陽邑)에 도착하여 보니 전후좌우의 산세가 비산비야(非山非野)이었으나 좌청룡 우백호의

---

45) 스님이 문전걸식을 하며 동냥을 하여 부처님께 공양을 바치고 부처님의 도를 통달하기 위하여 수행하는 일
46) 우리나라의 귀중품과 예쁜 처녀들, 예물을 청나라에 바치는 일
47) 타심통(他心通) : 다른 사람이나 적국의 고위층이 지니고 있는 마음을 알고 있는 신통력. 군사적 정보, 산업정보, 외교정보, 경제, 정치 분야에서 다양하게 일어나는 일들에 대해서 판단할 수 있는 능력

형국이며 간방(艮方:북쪽과 동쪽 사이에의 중간지점으로 풍수지리학설로는 좋은 방향이 되는 곳)이 되는데, 산의 형세가 마치 용(龍)이 솟아올라 큰 물고기를 낚아채는 형세로 보였다.

서산대사는 반드시 이곳에 왜적들의 침략을 물리칠 인재가 있을 것을 예견하여 큰 기쁨을 가지게 되었다. 그는 견성성불(見性成佛)의 마음으로 구하면 이루어진다는 깨달음을 받아 어느 마을의 초가삼간앞에 이르러 목탁을 치며 염불을 우렁차게 하자 앞에서 큰 서광이 번쩍하더니 삼화(三火:부처님처럼 머리에서 부채살과 같이 둥글게 광채가 나는 빛)가 비치는 어린 소년의 모습이 서산대사에게 다가서게 되었다. 서산대사는 감격하여 화엄경의 일즉다 다즉일(一卽多 多卽一:하나속에 여러 것이 들어있고 여러 것이 모여서 하나가 이루어지게 된다는 불법의 뜻)을 암송하게 되었다. 이 뜻은 말하자면, 물(H_2O)은 수소와 산소가 결합되어 하나가 된 것이고, 내가 살아나가고 있는 육신 속에는 여러 사람들이 수고한 곡물과 의복, 그 외의 모든 것과 기(氣)를 포함한 것들로 살게 된다는 것이다. 즉 여러 것이 모여 하나가 된다는 뜻이다.

서산대사는 어린 사명당(四溟堂)에게서 장군다운 용모와 기상을 보았던 것이다. 사명당의 본관은 풍천임씨(豊川任氏)이며 이름은 유정(惟政)이라 하였다. 마침 유정은 일찍 부모를 여의고 어려운 가정 사정으로 불제자가 되기로 마음먹은 터라 서산대사는 그를 불제자로 받아들였다.

서산대사는 앞으로 다가 올 전란에 대비하기 위하여 좌도방(左道方)과 우도방(右道方)등 대주천(大周天)에서 정신수련을 통하여 기문둔갑장신법(奇門遁甲藏身法), 풍운조화48) 등 다양한 도술법을 수련하여 우주의 기(氣)를 이용한 도술법과 불법에 있는 금강경(金剛經)의 진리에서 얻은 불법과 도력을 키워왔었다.

서산대사는 임유정을 금강산에 데려와 송운대사(松雲大師)로 호칭을 내리고 건강법을 가르쳤다. 그의 첫 번째 가르침은 사람의 구성체에는 우주의 이치가 들어있다는 것이다. 우주에는 일(日:태양)이 있고 월(月:달)이 있고 성(星:별)이 있어 광대무변한 우주만물과 더불어 사람에게 빛을 주어 존재시키고 있다. 하늘은 움직이며 땅은 고요하고 물과 불과 바람을 만들어 조화를 만들어 때로는 우주만물에게 생기(生氣)49)를 주기도 하며 어느 때는 사기(邪氣)50)를 주어 고통을 주기도 한다. 그러나 사람에게는 선천적으로 생명체의 에너지인 정(精), 기(氣), 신(神)이 있어 우주의 기(氣)를 수련을 통하여 몸에 지니게 하여 천지의 도(道)에 따라 우주만물을 이용할 수 있는 도덕과 영원히 살 수 있는 체질과 우주와 교통할 수 있는 우주

---

48) 風雲造化 : 서남풍을 일으켜 비를 오게 하는 도술
49) 살아나가는 기운
50) 나쁜 기운, 태풍, 폭우, 뜨거운 열기 등

운행 질서를 깨우치게 하였다. 이에 대하여는 믿어야 하고, 실행하여야 하는 것이다. 사람이 완벽한 건강체를 만들고 영원한 생존을 위해서는 하늘의 이치와 땅의 기운의 이치의 길을 따라 사람의 기(氣)에 합치시키는 것이다. 여기에는 선천적으로 신통력이 생겨 우주의 기와 사람의 기가 합치되는 경우도 있고 고도의 수련에 의하여 우주의 기와 합치되어 영원불사의 도력과 신통력의 경지에 오르는 경우도 있으며 따라서 인간이 잠재되어 있는 능력을 개발할 수 있는 수련도 지도해 주며 우주의 힘을 이용하는 도력의 이치도 지도하였다.

다음으로, 내 육신을 온전히 지키는 건강법에 대하여 가르쳤다. ①내 몸에 있는 정력을 함부로 소비하지 마라. 정력을 헛되이 소비하면 몸이 허약해져 병균에 감염되기 쉽고 두뇌의 혈액순환이 잘 안되어 뇌졸중이 있게 될 수도 있고 기운과 기동력이 떨어져 몸이 잘 움직이지 못하게 된다. 정력은 신장(콩팥)과 큰 관계가 있어 생명의 원동력이 된다. ②간(肝)을 보호하기 위하여 기름진 고기를 먹지 말고 채소류를 먹어라. 간이 나빠지면 눈에 영향을 받게 되고 동맥경화증에 걸리기 쉽다. ③폐(肺)를 굳건하게 하기 위하여 숨을 길게 들이마시고 짧게 내쉬는 단전호흡(丹田呼吸)법을 수련하여 폐에 많은 산소 공급과 우주의 기(氣)를 단전에 주입시켜 건강을 유지하라. 또한 신통력을 이용하는 주문과 무술을 가르쳤다.

그리고 서산대사는 부처님51)도 단전호흡으로 건강을 유지하고 도(道)를 깨닫게 되었던 것과 같이 수련을 게을리 하지 말고 기동력을 향상시켜라 하고 당부하였다.

또한 서산대사는 아침식사가 끝나면 무술연마를 하기 전에 물을 많이 마시게 하고 단전호흡을 수련하게 하였다. 다음에는 불법에 대하여 금강경(金剛經)을 열심히 가르치며 독송시키고, 부처님의 진리의 경전과 깨달음에서 공(空)52)에 대한 원리를 깨우치게 하고 무술연마와 정신수련에서 나오는 좌도방(左道方)에 있는 주문과 부적법을 가르치고 정신수련에서 나오는 기법(氣法)을 지도하고 기문둔갑법에서 나오는 점술법, 좋은 방향과 나쁜 방향을 선택하여 싸우는 전술법, 몸을 숨기는 장신법(藏身法) 등의 신출귀몰(神出鬼沒)53)과 좌도방(左道方), 우도방(右道方) 등을 3년을 하루같이 배우고 익히며 다가올 임진왜란에 대비하기 위해 지칠 줄 모르고 사명당에게 수도와 수행을 계속시켰다.

드디어 임진왜란이 닥쳐오게 되어 왜적은 엽총을 갖추고 파죽지세(破竹之勢)로 한양54)을 향하여 올라오고 있었다. 서산대사(西山大師)와 사명당(四溟堂)은 전술적으로 금강산에 수십

---

51) 불설대안은수수의경(佛設大安殷守意經) : 부처님이 건강과 도를 깨닫게 된 것은 단전호흡을 통하여 우주의 기(氣)를 얻어 건강과 도를 깨닫게 되었다는 경전.
52) 공(空)의 원리는 눈으로는 보이지 않고 없는 것이지만 있는 것이다.
53) 신출귀몰(神出鬼沒):귀신같이 나타나고 귀신같이 사라지는 도술)
54) 지금의 서울

만의 승병들이 은거하여 무술훈련을 하면서 작전계획을 세우고 있다는 정보를 왜적장 소서행장(小西行長(ささにしぐくとこしえ))에게 알리게 하였다. 그러자 수십만의 왜적들은 한꺼번에 몰려왔고, 이때를 노려 높고 긴 골짜기에 미리 준비하여 놓은 고춧대를 태운 매운 재와 고춧가루를 섞어 넣은 봉지 수천 개를 만들어 승병들에게 미리 지니게 하고 양쪽 산골짜기에 매복하도록 하였다. 이때에 사명당은 장신법을 이용하여 몸을 숨기고 색동지상형(贖動志象形-하늘에 대고 하는 것), 변화의의기(變化擬議機-땅에 대고 하는 것), 그리고 법극도리명(法極道理明-우주만물에게 고하는 주문)의 삼재주(三才呪)의 주문55)을 우주대령신(宇宙大靈神)에게 예를 갖추고 우렁찬 소리로 고하였던 것이다. 그러자 회오리 바람이 불고 승병들이 미리 숨겨둔 매운 봉지를 바람따라 뿌렸고 예상대로 왜적의 장수 소서행장(小西行長(ささにしぐくとこしえ))은 사명당의 전술에 말려든 것이다. 이로 인해서 한양의 함락이 늦어지게 되고 기회를 타 선조대왕은 평양성으로 피신하게 되었지만, 차후 사명당의 승리를 높이 치하하였다.

한편, 패전소식을 들은 왜적의 장수 소서행장(小西行長(ささ

---

55) 색동지상형(贖動志象形:天之五行의 변화를 일으킴), 변화의의기(變化擬議機:地之五行의 변화를 일으킴), 법극도리명(法極道理明:人之五行의 변화를 일으킴) 이 세 가지 주문은 대의를 품고 큰 일을 할 때 우주 대령(大靈)에 도와달라는 주문, 또는 수련할 때 마신(魔神)이 나타나 방해를 할 때 방해를 방지하는 주문.

にしぐくとこしえ))과 가등청정(加藤清正(かとうきよそ))은 사명당의 도술에 겁에 질려 사기가 꺾이게 되었던 것이다.

서산대사(西山大師), 사명당(四溟堂)과 더불어 충무공 이순신(李舜臣)장군 등의 충신들이 있기에 임진왜란의 7년이라는 기나긴 전쟁을 승리로 이끌었던 것이다.

임진왜란 이후 사명당(四溟堂)은 선조대왕의 명을 받아 120명을 이끌고 사신대표자로 임명되어 일본에 도착하였다. 그때 일본의 풍신수길(豊臣秀吉(とすとみひでよし))과 가등청정(加藤清正(かとうきよそ))이 금강산의 생불(生佛)이라 자처하는 사명당(四溟堂)의 도술을 시험해보기 위해 오는 길목에 병풍을 둘러 쳐놓은 후, 네가 생불이라면 오는 길에 세워두었던 병풍의 글자들을 외워보라고 했다. 사명당은 이미 서산대사가 위급할 때 쓰라고 준 금강경에 있는 내용이라 서슴치 않고 병풍의 글을 바람에 접힌 두 구절을 빼고는 모두 외웠고, 두 구절을 빼고 외운 것을 비웃던 풍신수길(豊臣秀吉(とすとみひでよし))과 가등청정(加藤清正(かとうきよそ))은 바람에 접힌 두 구절을 확인한 후 내심 놀라면서도 다시 한번 도술을 시험해 보고자 미리 준비 해 놓은 구리로 만든 큰 가마솥에 사명당을 유인해 넣고 불을 지펴서 생사(生死)를 확인해 보려는 계획을 세웠다. 이를 미리 알고 있는 사명당은 태연자약하게 큰 가마솥으로 들어갔고, 왜적들은 사명당이 기문둔갑술로 빠져나올

까 자물쇠로 잠금장치를 한 다음 구리로 만든 가마솥에 24시간 장작불을 지폈다.

그러나 서산대사(西山大師)가 이미 숙명통(宿命通)[56]과 천이통(天耳通)[57]으로 임진왜란을 알고 있었던 것과 마찬가지로 치심상지 정령감이수통 천하지고(致心上之 精靈感以遂通天下之故:마음과 정신력이 우주대령과 교통할 수 있는 신통력이 생겨 앞으로 왜적들이 사명당에게 생사(生死)의 방해공작을 할 것이라는 것을 미리 알고 있는 신통력)로 사명당에게 이런 일이 일어날 것임을 사전에 알려준 바 있었던 것이다. 또 이를 위하여 서산대사는 사명당에게 불법과 무술, 기문둔갑(奇門遁甲)과 좌도방(左道方:주문, 부적 등에서 얻는 신통력), 우도방(右道方:우주의 기(氣)를 얻어 건강, 무술을 얻는 수련법)을 통해 죽음을 면하게 하는 도술법, 참선법(參禪法)[58], 우주의 기를 얻는 건강법, 우주와 교통하는 능력을 철저히 일러 주었다. 즉, 서산대사(西山大師)는 생(生)과 사(死)가 한 조각의 구

---

56) 천이통(天耳通):신통력으로 시간과 공간을 초월하여 멀리 떨어져 있는 곳에서 상의하고, 말하고, 계획하고 있는 것을 알 수 있는 신통력
57) 숙명통(宿命通):신통력으로 하늘의 움직이는 기동력, 지상의 변화 등 천기를 알 수 있는 대도법의 신통력
58) 참선법(參禪法):마음을 아무것도 없는 허공의 자리에 유지시켜 나도 없고 우주만물이 하나가 되는 즉 불법에 있는 색즉시공 공즉시색(色卽是空 空卽是色:물체가 공한것과 같은것이요, 공한 것이 물체와 같다는 뜻)이니, 마음을 아무것도 없이 공(空)과 같이 비우면 무념무상의 호흡으로 인하여 비어 있는 곳에 우주의 기가 들어오고 이로 인해 건강도 얻게 되고 성신수련의 기도 얻게 된다.

름과 같아 떠 있다가 사라지는 초로인생(草露人生)59)과 같은 것이라 하였고 앞으로 다가올 위기에서도 사명당이 살아날 수 있도록 금강경 한 권과 부적 4장을 주면서 위기에 처했을 때 유용하게 쓰라고 했던 것이다. 금강경은 병풍에 쓰여 있던 내용이라 가등청정을 놀라게 함으로써 썼고, 가마솥에 들어간 사명당은 서산대사로부터 받은 눈 설(雪), 서리 상(霜), 얼음 빙(氷), 물 수(水)의 부적 4장 중 바닥에 설(雪)자의 부적을 붙이고 두 번 째로 가마솥 천정에 상(霜)자의 부적을 붙이고 세 번째로 자신의 수염에다 빙(氷)자의 부적을 붙였다. 24시간이 지난 후 가등청정(加藤淸正)은 일본 천왕 앞에서 사명당이 죽었을 것이라 자신하고 솥뚜껑을 열어 보았으나 죽기는커녕 눈에는 광채가 나고 수염에는 흰 고드름을 달고, 천정에는 서리가, 바닥에는 흰 눈이 쌓여있었다. 일본 천왕에게 일본은 따뜻한 나라인데 어찌 이리 추운 곳으로 인도하였느냐 하며 호통을 치며 일어섰다. 이 모습을 본 그들은 크게 당황한 모습으로 안락한 숙소로 일단 쉬게 하였으나 가등청정은 다시 사명당을 해치려는 마음을 접지 않고 계략을 세웠다. 며칠 후 가등청정은 쇠로 만든 말을 빨갛게 달구어놓고 사명당에게 당신이 금강산에서 온 생불이라면 저 달궈진 말에 올라 타 보라

---

59) 초로인생(草露人生):아침 풀잎에 맺혀진 이슬처럼 해가 뜨면 없어지는 것과 같다는 것이다.

고 했다. 사명당은 당황했으나 삼재주(三才呪)를 세 번 우주대령에게 알렸다. 그리고 서산대사로부터 받은 4개의 부적중 남은 물 수(水)자의 부적을 을진방향(乙辰方向:동남간사이의 방향)으로 뿌렸다. 그러자 동남쪽에서 번개와 뇌성벽력이 치며 동남풍이 불기 시작하더니 먹구름과 비가 오기 시작했다. 곧 근방이 흙구름이 일며 전,후,좌,우가 물바다가 되자, 두려움을 느낀 천왕은 사명당에게 항복을 할테니 살려달라고 요청했다. 이에 사명당은 일본이 우리나라에 조공(朝貢)[60]과 다음과 같은 조건으로 항복을 받게 되었다.

① 억울하게 일본에 끌려가게 된 30,500명을 귀국시 같이 갈 수 있도록 할 것

② 일본인의 인피 300장과 일본인 부달 300말을 같이 보낼 것.

③ 끌려간 도공(陶工)[61] 수백명을 같이 보낼 것

④ 앞으로 다시는 우리나라를 침략하지 않겠다는 약속을 할 것.

---

60) 조공(朝貢):세력이 큰 나라에 약소국이 된 나라가 예물을 바치는 것
61) 도공(陶工):옹기를 만드는 기술자

2) 북창(北窓) 정렴(鄭𥖝)선생

북창(北窓)선생은 중종원년 1506년에 태어나 명종 4년인 1549년에 용호비결(龍虎秘訣)[62]이라는 책을 썼다.

선생은 경기도 포천에서 현감으로 있었고 외국어에도 능통하여 통역도 했으며 과거시험에 시험관으로도 천거되었으며 천문지리학, 현금(玄琴), 의술, 음률(音律), 점술, 한어(韓語) 등 다양한 기능과 재능이 뛰어난 인재였으며 조정의 잦은 부름을 피해 숨어살다가 44세의 나이에 선화(仙化)[63]하였는데 불쌍한 생명의 운명을 가진 사람에게 자신의 운명을 주었다고 한다.

---

62) 용호비결(龍虎秘訣):단전호흡하는 요령과 그 과정에서 생기는 폐기(閉氣:기가 단전에 쌓이게 되면 그 기를 외부로 새나가지 못하게 하는 요령)와 태식(胎息:기와 정신이 같이 단전에 머물러 있게 하는 것), 그리고 주천화후(周天火候:기가 단전에 많이 쌓이게 되면 뜨거운 열기가 백회혈(百會穴)로 올라가는 경지)의 느낌을 쓴 책
63) 선화(仙化):신선으로 육신을 변화시킴으로 신선이 되는 것

3) 구봉(龜峯) 송익필(宋翼弼)선생

송익필 선생은 조선 효종 시대의 뛰어난 인물로서 계룡산 수정봉에서 수년간 수련하여 성도(成道)를 이루어 지리산 조식 선생이 자주 와서 지도를 받았으며 제자로서는 고청(孤靑), 토정 이지함(土亭 李之涵), 중봉 조헌(重峯 趙憲), 영규대사(靈圭大師)등이 있다.

선생은 임진왜란이 있을 것에 대비하여 이율곡선생과 상의하여 10만양병설을 주장했던 분이었다.

이율곡선생은 효종께 구봉선생을 병조판서로 천거하였으나 왕과 접견한 구봉선생이 눈에서 태양과 같은 빛이 나자 왕은 저런 사람과 마주하여 군사적 의논을 할 수가 없다고하여 병조판서 천거를 받아들이지 않았다고 한다.

그 후 구봉선생은 66세에 선화(仙化)하여 시해법(尸解法)[64]으로 여러 제자들을 지도하였다고 한다. 이러한 시해법은 정신수련의 정도에 따라 영원히 죽지 않고 생명체를 유지하는

---

64) 시해법(尸解法):육신은 공중에 감추어놓고 영혼만 살려 의식만 존재하게 하는 정신수련법. 예로서 중국의 강태공이 죽고나서 관 속에는 의복만 남기고 육신은 간데없이 사라졌다고 한다. 또 달마대사도 육신은 영원히 감추어놓고 의식만 존재시키는 도력을 발휘했다고 한다.

계급이 있고 생명체를 시한적으로 유지시키고 시한적으로 영혼의 의식만 남겨놓는 도력도 있다.

4) 쇠를 먹는 삼법기(三法氣)

한민족 뿌리사상에서 전하여 오는 진리훈(眞理訓)65)에는 우주운행에 따른 홍익인간의 사상이 짙게 들어 있다. 단전호흡을 다년간 수련하여 10일 만에 자전거 한 대를 먹고 그간 8톤의 쇠를 먹어치우고 전 세계를 순방하며 그 수익금으로 장학금을 지급하고 여러 사람들을 돕는 홍익인간 이념을 실현하고 있는 충남 계룡시 금암동에 살고 있는 김승도(金昇燾)씨를 예로 들고자 한다.

삼법기란 ①지감(止感:건강을 위하여 잡념을 버려야 한다는 것.②조식(調息:건강을 위하여 단전호흡으로 우주의 에너지를 들어마시는 것). ③금촉(禁觸:건강을 위하여 몸을 잘 유지하는 것)을 말한다.

그에 대한 자세한 설명을 하자면 ①지감(止感)이란 인류의 오랜 숙원인 생명을 오래 지키고 건강하게 살기 위해서는 깊

---

65) 진리훈(眞理訓):인간이 본심을 지키고 생명과 건강과 인간본심을 지키며 전신수련에서 얻게 되는 신기(神氣)를 추구하며 살아나가기 위해서는 단전호흡을 수련해나가면 인간의 초능력과 잠재되어 있는 능력발휘가 되어 살아나가는데 도움이 되며 건강한 체질로 바꿀 수 있어 성통공완(性通功完:인간이 본심을 지켜서 인간완성에 도달하는 경전)에 이를 수 있다는 내용.

은 감정에 빠지지 말라는 것이다. 즉, 기쁨의 감정인 희(喜)와 두려움의 감정인 구(懼)와 슬픔의 감정인 애(哀), 그리고 분노하는 감정인 노(怒), 탐욕의 감정인 탐(貪)과 싫어하고 미워하는 감정인 염(厭)과 같은 감정에 깊이 빠지지 않아야 한다는 것이다. 인간이 세상과 작별할 때는 하늘의 도리와 뜻에 따라 빈손으로 가는것이므로 이러한 감정에 빠지는 것은 건강에 나쁠 뿐 아무런 소용이 없다는 것이다.

②조식(調息)이란 진리훈(眞理訓)에도 있는 바, 인간이나 동물, 식물체 등 모든 생명이 가진 기운 속에는 우주의 '에너지'가 들어 있는데 그 에너지 중에는 즐거움이 되는 향기로운 기운인 분(芬)과 썩은 악취가 나는 구(懼)의 기운이 있고, 차가운 기운인 한(寒)과 뜨거운 열기가 솟는 기운인 열(熱), 습한 기운을 말리는 진(震)과 축축하고 습기가 많은 기운 등을 이용해 단전호흡 수련을 통하여 폐의 기능과 심장의 기능을 활발하게 촉진시키고 전신의 혈액순환을 도와주며 오장육부와 근육들의 연동(蠕動)66) 으로 인하여 늙지 않고 오래 사는 체질로 바꾸는 것이다.

③금촉(禁觸)이란 소리를 내서 서로간의 의사를 소통하는 소리로서 오장육부의 기능을 활성화하는 소리의 기운인 성(聲)이 있는데, 이 소리는 우주공간과 맞부딪치는 동작에 의하여 상

---

66) 연동(蠕動):기의 압력으로 오장육부와 근육을 꿈틀거리게 하는 작용

대방에게 전달되는 것이다. 또한 소리에는 의사를 소통하는 언어(言語)가 있어 사람과 사람사이에서 공동사회를 이루고 있는 것이다. 여기에는 또한 빛, 즉 태양이나 달, 별, 물, 식물에서 나오는 빛의 색으로 색을 판단하여 만물을 판단하고 구별할 수 있는 색(色)의 기운이 있고, 냄새를 맡는 취(臭)의 기운이 있어 인간들의 쓰임의 유무를 판단할 수 있으며 미(味)의 기운이 있어 인간의 건강에 도움을 줄 수 있다. 또한 금촉에는 인간의 생명의 원동력이 되는 정력(精力)을 항상 유지하기 위하여 헛된 음(淫)을 금지하여 정력을 유지하여야 한다는 내용이 들어있으며, 수련과정에서 몸을 다치게 하거나 상처를 내거나 생명에 위태로운 행위가 있어서는 안된다는 지(抵), 즉 부딪치는 행위를 하지 말아야 한다는 내용도 포함되어 있다.

이러한 삼법기(三法氣)의 수련으로 쇠를 먹는 도인(道人)이 있다. 김승도 선생은 수년간 계룡산에서 지감(止感), 조식(調息), 금촉(禁觸)에 따라 수련한 결과 쇠를 먹고 취물법(取物法)[67]을 보여주고 있다. 취물법은 욕심을 내어 사기나 절취행위로 남의 것을 자기 소유로 만들고자 도술을 하면 신벌이 내리거나 도술법이 끊기게 되며 건강에 피해를 입게 된다고 한다.

---

[67] 취물법(取物法):다른 사람이 가지고 있는 물건을 부적과 주문에 의해서 자기의 수중으로 오게하는 도술법

쇠와 면도날을 먹는 행위는 마술이 아니며 삼법기(三法氣)의 수련결과 얻어진 결과이다.

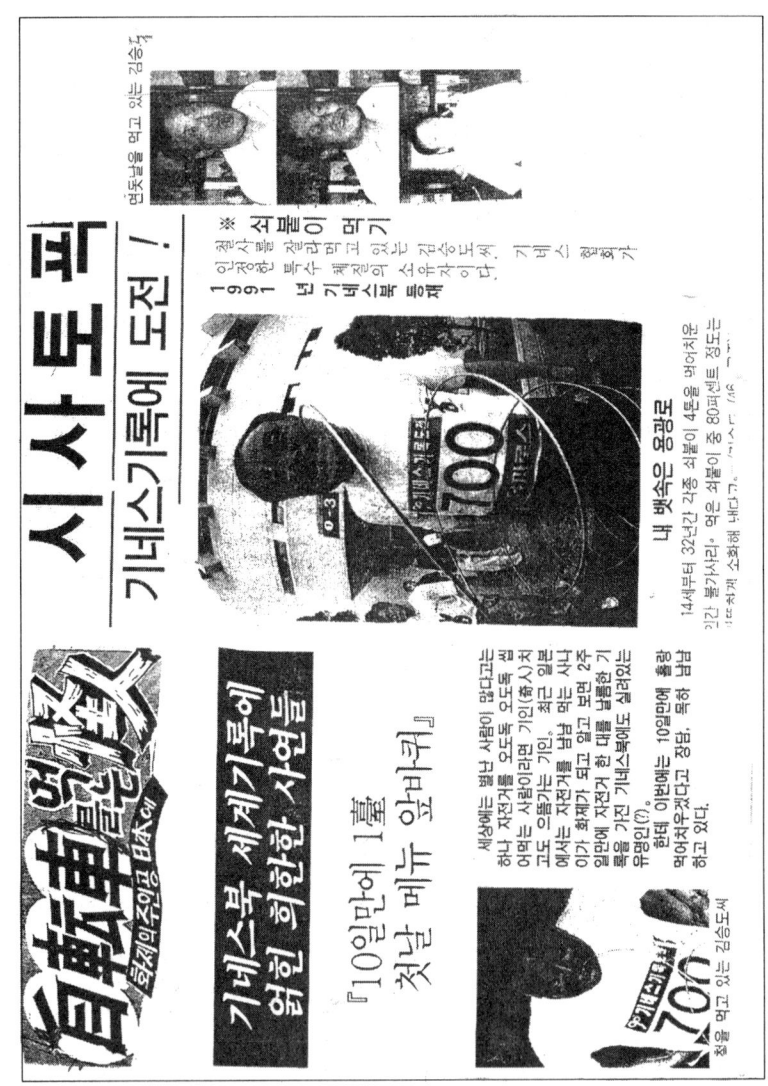

김승도 선생은 단전호흡과 진리훈의 지감(止感), 조식(調息), 금촉(禁觸)의 기를 얻은 도력과 우주의 기(氣)를 합치시켜 신통력을 얻어 1979년에는 자전거 1대를 10일만에 씹어서 삼켰다는 토픽기사도 나왔던 것이다. 선생은 그 신통력으로 쇠를 먹어 뱃속에서 녹여버리게 하는 도력을 얻게 되었고 취물(取物)의 도력으로 외국에서 많은 돈을 벌어 장학금전달과 어려운 사람들을 많이 도우면서 홍익인간 이념을 실천하고 있다.

5) 육신통(六神通)

　도인(導引)과 단전호흡을 오랫동안 수련하여 부모로부터 물려받은 선천적 기(氣)와 후천적으로 단전호흡을 수련하여 얻어진 우주의 기(氣)와 합쳐진 기를 임맥과 독맥으로 돌려 소주천(小周天)을 장기간 돌리게 되면 우주의 기(氣)가 온 몸에 퍼지게 된다. 이 같은 경지에 오르게 되면 신통력이 생기게 된다. 수련의 정도와 성의있는 노력에 따라 여섯가지의 신통력, 즉 육신통(六神通)을 가질 수 있게 된다. 천안통(天眼通), 천이통(天耳通), 타심통(他心通), 숙명통(宿命通), 신경통(神境通), 누진통(漏盡通)이 있다. 수련자의 일부 중에는 선천적으로 천부적인 체질적 능력에 따라 육신통 전부를 우주의 기(氣)에 합치시켜 신통력이 생기는 사람도 있고 육신통 중에서 일부의 신통력이 생기는 사람도 있다. 신통력이라 함은 일반인의 능력을 초월하는 초능력을 말하는 것이다. 육신통(六神通)을 하나하나 설명해본다.

　①천안통(天眼通) : 과거, 현재, 미래를 꿰뚫어 볼 수 있는 능력을 말한다. 즉, 가보지 않고 가만히 앉아서도 먼 곳에서 일어나고 있는 일을 알 수도 있고 볼 수도 있다. 또한 앞으로

나에게 닥쳐오는 일도 알 수 있는 신통력을 말한다.

②천이통(天耳通) : 먼 곳에서 말하는 것을 앉아서도 들을 수 있는 신통력 또는 미래에 다가오는 일을 알 수도 있고 전생에 있었던 일도 알 수 있고 투시능력도 있는 신통력, 현대에서는 정보능력을 말할 수 있다.

③신경통(神境通) : 과거, 현재, 미래를 꿰뚫어 볼 수 있으며 다가오는 앞일에 대하여 운명을 투시할 수 있는 전지전능한 능력

④타심통(他心通) : 상대방이 어떠한 생각과 의도를 가지고 있는지 또는 불순한 의도와 생각을 가지고 있는지를 알 수 있는 능력을 말한다.

⑤숙명통(宿命通) : 마음이 흔들리지 않고 고요하게 안정된 마음을 유지하면서 다가오는 앞으로의 운명을 판단하여 그에 따르는 일을 할 수 있는 신통력

⑥누진통(漏盡通) : 인간에게는 누구나 생명체를 지켜주는 에너지가 있다. 그것은 정(精:정력), 기(氣:활동할 수 있는 힘), 신(神:정신)이다. 이 중 가장 큰 것이 정력인데, 정력이 없으면 수명을 오래 지닐 수 없으며 또한 정력이 부족해지면 병균에의 저항력이 약해진다. 누진통이란 정(精), 기(氣), 신(神)을 영원히 소비하지 않고 생명체의 에너지를 오랫동안 보존시켜 불로장생(不老長生)의 길을 이룬다는 것이다. 다른 말

로 하면 신선이 되어 영생불사(永生不死)의 도력을 지닐 수도 있고 수행자의 염력(念力)에 따라 살고 싶은 대로 살다가 허공에 영혼의 의식(意識)과 기(氣)만 살려놓고 육신은 바람과 흙, 물, 불로 돌아가는 도력이다.

그러나 누진통이 완성되었다고 해서 누구나 불로장생을 하거나 신선이 될 수 있는 것은 아니다. 모든 생명체는 자연법에 따라 나오고 생기게 되면 없어지는 것이 우주 대자연의 법칙이다. 여기서 말하는 불로장생이나 신선이 될 수 있는 사람의 정(精), 기(氣), 신(神)이 우주와 합치되었을 때를 말하는 것이다.

경제문제도 염력(念力)을 하면 우연히 그 일이 잘 풀려 큰 지장 없이 살게 된다. 내가 소주천(小周天)을 실행하는데 의식으로 기(氣)가 자동적으로 임맥 독맥에 돌아가게 되어 염력이 생기게 되자 걱정되는 일이 잘 풀리게 되기도 하였다. 또한 이상한 것은 Sex에 대한 관심이 없는데도 간혹 꿈속에서 즐겁게 하게 되는데 정액은 나오지 않는 것이다. 즉, 젊은 시절과 달리 누진통의 기(氣)가 몸에 들어오면서 부터는 과거의 기억력이 생생하게 살아나게 되어 3살 시절의 기억이 되살아나기도 하였다.

※ 홍익인간(弘益人間)의 이념

한민족의 뿌리사상이 되는 홍익인간 이념은 가진 자와 없는 자가 서로 나누는 나눔의 사상이다. 그 실천경전으로는 천부경(天符經), 삼일신고(三一神誥), 삼전계경(參佺戒經) 등이 있다.

①천부경(天符經) : 우주생성 이전의 암흑세계인 무극(無極)에서 태양이 밝은 빛을 비추어 천(天), 지(地), 인(人)이 조화를 일으키며 우주만물이 나오게 되었고 비로소 동, 서, 남, 북이 구분을 할 수 있게 된 것이다. 이러한 이치를 기록한 것이 천부경이다. 여기에는 우주만물의 조화로운 생성과정을 진리적 이치를 기록한 것으로 우리나라에만 있는 유일한 세계적 경전이다.

②삼일신고(三一神誥) : 무극(無極)에서 천(天), 지(地), 인(人)으로 나누어지고 여기에 따른 진리적 이치에 따라 우주만물을 다스리는데 있어서 사람이 근본이 되어 생명체를 이어나가는 건강법을 지켜나가는 기본을 기록한 경전이다.

③삼전계경(參佺戒經) : 하늘과 땅의 도리에 따라 백성을 다스리는 정치적 지도행위가 되는 것으로서 도덕과 윤리의 도리에 따라 살아가야 한다는 경전이다. 이러한 경전들은 세계적

으로 자랑할 만하다.

　이러한 한민족 뿌리사상에 입각한 경전들은 외래사상에 밀려 모든 국민들의 의식과 생각이 없었다. 근대에 와서야 그 잠재된 한민족사상의 능력이 세계적으로 알려지게 되었으며 우리나라는 과거 후진국에서 벗어나 세계를 향하여 선진국의 대열에 서서 세계의 중심국에 이르게 된 것이다. 우리나라가 세계의 중심국이 된 것은 우연이 아니라 과거 우리의 뿌리사상에서 이어져 온 잠재된 능력이 조금씩 나타나기 시작하여 오늘에 이르러 본성에 의한 노력과 지혜로 이루어진 것이다.

　지금 젊은 남녀, 청춘세대들은 모두 대한민국의 기둥이 될 수 있는 여건이 조성되었다고 보는 것이다. 이에 따라 선조들이 쌓아 온 지혜를 바탕삼아 미래의 새로운 발전을 지속시켜야 할 의무가 있다는 것을 오늘에 와서 천기(天機:하늘이 우주만물에 대하여 조화를 꾸미는 기밀)가 알려주는 것으로 보는 것이다.

　성공의 길을 찾는 데는 나 자신을 망치는 유흥이나 기분에 쏠리지 말고 바른 길을 찾아 내 마음을 내가 다스려 나간다는 정신과 마음을 창출해 내야 한다. 성공과 실패 모두 '마음먹기 달렸다.'는 말은 이미 뿌리사상인 '진리훈'과 참전계경(參佺戒經)에 기록되어 있다. 앞날의 성공을 위해서는 자포자기 하지말고 물질주의에서 나오는 편의주의와 태만한 정신에 따르지 말고 분별성을 갖고 창조적 정신을 가져야 할 것이며, 다른 사람보다 내가 먼저 할 수 있는 길을 찾아가다 보면 앞길이 열리게 된다. 직장인들은 자만심과 자기 위주의 생각으로 다른 사람은 인정하지 않는 과대능력자로 오만하지 말고 봉사정신으로 모든 일에 임하여야 할 것이다. 이 같은 사람들은 결국 중년이나 노후에 이르러 신뢰와 업적 모두를 인정받는 사람으로 밝은 전망을 가지게 된다. 큰 성공보다는 작은 성공이 마음의 평화를 찾게 해주는 길이 된다.

8

도 인(導引)

   도인(導引)은 기(氣)의 흐름을 원활하게 하고 육신을 부드럽게 하며 유연하게 하는 동작을 수련하는 안마요법(按摩療法)[68]으로 우주의 에너지를 육체에 들어오게 하는 기초 동작이다. 도인(導引)을 2, 3개월 수련한 다음 단전호흡을 순서대로 ①조식호흡법(調息呼吸法), ②의식조식호흡법(意識調息呼吸法), ③정식의식호흡법(停息意識呼吸法), ④순식의식호흡법(順息意識呼吸法)의 순서로 수련을 해서 우주의 기(氣)를 얻게 되는 것이다. 도인(導引)을 수련 한 후에 단전호흡에서 기(氣)를

---

68) 안마요법(按摩療法) : 혈액순환과 신경의 작동을 원활하게 하고 근육이 굳지 않게 하는 동작)

먼저 단전에 쌓이게 하고 소주천(小周天)으로, 임맥과 독맥으로 오랫동안 돌리게 되면 우주의 기(氣)가 육신으로 들어간다. 도인에는 여러 가지 동작이 있으나 우선 수련하는 것이 도인(導引)에서 육신을 기동력있게 부드럽고 혈액순환을 잘 시키는 것이다. 인간이 생명을 이어나가는 것 중 가장 중요한 것이 호흡이다. 호흡은 우주의 기(氣)를 생명체의 기(氣)와 부합시켜 통하게 하는 것이다. 모든 생명체의 시초는 우주에서 나온 것이다. 모든 생명체가 우주의 탯줄에 이어져 수만년 동안 이어온 것이기 때문이다. 모든 생명체는 단 10분만 호흡을 못해도 죽게 된다. 단전호흡은 건강과 생명을 유지하게 해주는 수련법이다.

  인간은 25세부터는 맥이 막히기 시작한다고 한다. 잘못된 식습관으로 콜레스테롤(Cholesterol)이나 혈전(血栓)으로 인하여 혈관에 기름기가 끼게되고 나이가 듦에 따라 신경과 근육이 굳어지기 시작하게 되어 혈액의 흐름이 원활하지 못하게 되는 것이다. 이로부터 인생은 노화의 길로 접어들게 된다. 도인(導引)과 단전호흡으로 우주의 에너지인 기(氣)를 얻어 건강한 체질을 만들기 위한 수련을 실행하면 기의 압력과 연동작용(蠕動作用)[69]으로 기름기를 분해시키고 노폐물을 배출시켜 건강을 유지하게 될 것이다.

---

69) 연동작용(蠕動作用) : 꿈틀거리게 하는 작용

도인(導引)을 1~2개월간 꾸준히 실시하여 단전호흡수련에서 기의 압력이 강하게 생기면 오장육부에서 기의 압력과 작용(蠕動作用)이 자연스럽게 일어난다. 이로 인하여 신진대사작용(新陳代謝作用)이 활발해져 노화를 방지하고 병이 없는 건강한 체질로 변화하게 된다. 또한 기(氣)의 압력으로 인하여 피부의 호흡도 잘 된다. 도인(導引)과 단전호흡은 자외선(紫外線 : Ultraviolet rays)을 조절해주기도 한다. 도인(導引)과 단전호흡에 관한 내용은 고대로부터 오늘날까지 전해져 내려오고 있는데, 책으로 전하여 내려온 것이 있고, 말로만 전하여 내려온 것, 그리고 마음으로 받아 내려온 것도 있다. 도인은 혈액순환과 동시에 근육과 혈관을 꿈틀거리게 하여 노화방지와 생명력을 연장하는 수련법이라 할 수 있다. 도인(導引)을 수련할 때에는 무리한 힘을 가하지 않고 부드럽게 육체를 자극하여 혈액순환과 근육을 꿈틀거리게 하고 골격을 두들겨서 모세혈관까지 신경과 혈액을 흐르게 하는 것이다. 도인(導引)은 상반신의 힘을 빼야한다. 가볍게, 부드럽게 안마요법을 실시하는 것이다. 도인(導引)은 45종에서 19종목으로 줄인 것이다. 이것은 지도자 없이도 내 스스로 혼자서도 할 수 있는 자력갱생(自力更生)[70]의 요법이다. 도인(導引)은 중국에서 유래된 말이고, 우리의 뿌리사상의 진리훈(眞理訓)에 기록된 금촉(禁觸)에

---

70) 자력갱생(自力更生):나 혼자 스스로 할 수 있는 운동법

서 유래된 것이 있다. 그것은 합기도(合氣道), 태권도(跆拳道), 택견, 활기활법(活氣活法) 등이 있다.

수련하는 요령은 하루도 띄우는 날이 없이 매일 실행하여야 효과가 있으며, 1~2개월 꾸준히 실시해야 효과가 있다.

매일 수련하되 동작에 따라 호흡을 맞춰가며 실시하는 것이 효과적이다. 따라서 어느 부위가 효과가 있다는 의식을 주어 종목별로 실시하는데, 육체를 구부릴 때 코로 숨을 길게 들어 마시며 우주의 기(氣)를 단전에 끌어 모은다고 의식을 하고 항시 바른 자세를 취하여야 한다. 호흡을 할 때는 바른 자세로 코로 숨을 길게 들이마시고 입으로 숨을 짧게 내쉬되 뱃속에 있는 나쁜 기운을 토해낸다고 생각하고 해야 한다. 아침 일찍 할수록 효과가 좋다. 잠을 잘 때는 의식도 쉬는 것이며 혈액도 서서히 흐르는 것이니 아침에 일어나 혈액을 자극하여 혈액순환의 활성화를 돕는 것이다. 시간은 20분 정도로 하면 그날 기분이 2시간정도 상쾌하게 좋아진다. 뒤에 언급되는 십이정경(十二正經)을 수련할 시간이 없는 사람은 도인(導引)만 하는 것이다. 십이정경(十二正經)의 수련은 시간이 있는 대로 하는 것이 효과적이다. 체질에 따라 사소한 병은 없어지는 사람도 있고 병을 예방하는 차원에서 효과가 있다. 1, 2개월간 지속하여 수련하는 것이 효과적이고, 단전호흡수련에 크게 도움이 된다.

※ 도인(導引)의 종목별 동작

1. 압안두(壓按頭) : 머리 눌러주기

혈의 위치도

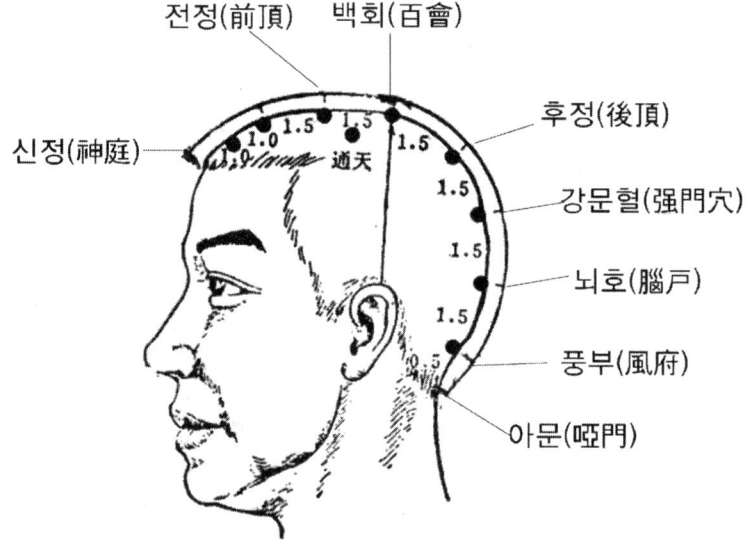

① 백회(百會)누르기 동작

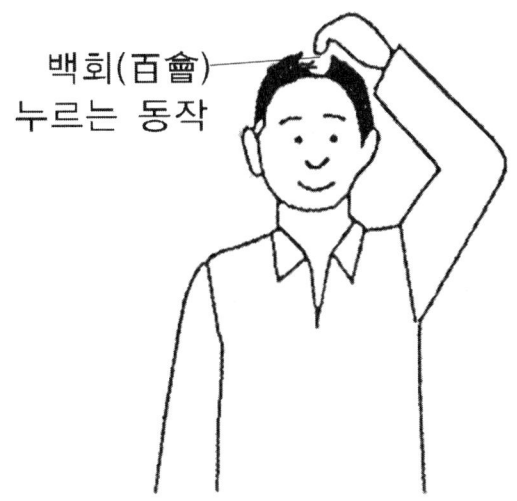

백회(百會)
누르는 동작

• **방법** : 백회(百會)는 하늘의 기운을 많이 받는 곳이다. 여름에 30도 이상의 덥고 뜨거운 날씨가 될 때 또는 겨울에 10도 이하의 날씨가 될 때는 머리와 심장에 혈액이 불규칙하게 순환될 수 있으므로 체질에 따라 마비현상 또는 뇌졸증이 올 수 있다. 이런 경우를 대비하기 위하여 머리를 보호해 주어야 한다. 겨울에는 따뜻하게, 여름에는 시원하게 해준다.

백회(百會)를 서서 오른손가락 4개로 3초 동안 힘껏 눌렀다 그쳤다 하는 동작을 번갈아 30회 실시한다.

• 효과 : 상반신과 하반신에 기(氣)를 잘 통하게 하여 반신불수(半身不遂)나 잠이 잘 오지 않는 사람, 뇌경색[71], 시력이 약한 사람, 중풍, 고혈압, 쇼크, 구토증세나 정신이 희미해졌을 때 또는 말을 더듬는 사람에게 용천(湧泉)[72]혈의 자극과 백회 누르는 동작을 같이 실시하면 효과가 있다.

② 사신총(四神聰) 누르는 동작

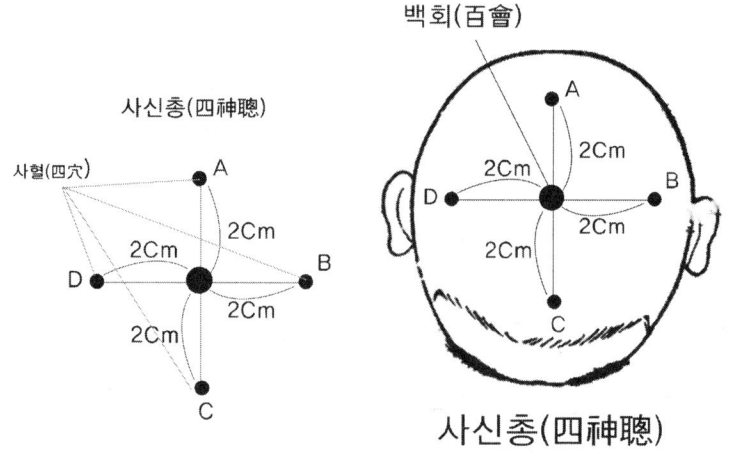

---

[71] 뇌경색이 생기지 않게 하는 요령 : 뇌경색은 뇌의 혈관에 탁한피가 뭉쳐져 피의 덩어리가 생겨 혈액순환이 잘 안되어 뇌의 기능을 마비시키는 경우이다. 과일, 채소를 많이 먹고 물을 많이 마셔야 한다.
[72] 용천(湧泉) : 땅의 기운을 받은 발바닥의 穴

- 방법 : 백회(百會)를 중심으로 하여 A, B, C, D를 각각 3초 간격으로 인지의 손톱으로 30회 눌러준다.
- 효과 : 중풍의 시초라고 느껴질 때 응급조치로 사신총(四神聰)을 눌러주기도 한다. 두통이나, 어지럼증이 있을 때, 곽란기가 일어날 때, 먼 곳이 희미하게 보일 때 사신총을 눌러주면 효과를 볼 수 있다. 또한 간질병에도 효과가 있다.

③ 강간(强間)과 풍부(風府) 누르기 동작

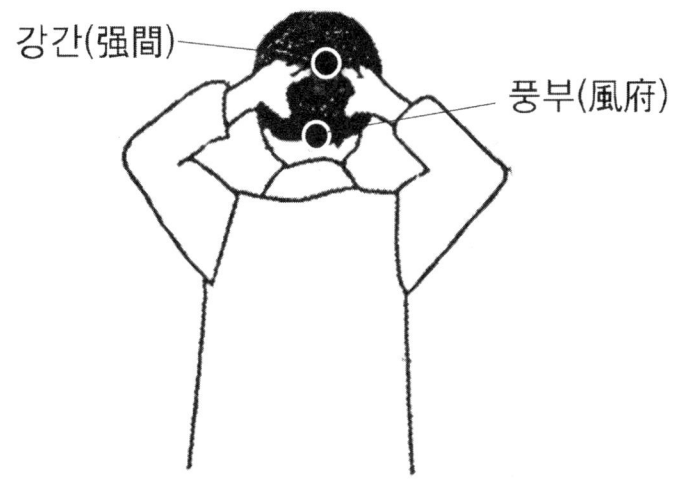

- 방법 : 강간(强間)과 풍부(風府)를 눌렀다 그쳤다를 3초 간격으로 30회 눌러준다. 풍부(風府)는 양손 엄지손가락으로

눌러주고 강간(强間:뒤통수)는 양손 네 개 손가락으로 눌렀다 그쳤다를 3초 간격으로 실시한다.

다음에 좌우양손 네 개 손가락과 손톱으로 백회(百會)를 중심으로 하여 머리 전, 후, 좌, 우를 3초간격으로 찌르는 동작을 30회 실시한다.

- 효과 : 자율신경을 자극하여 잠을 잘 오게 한다. 운동신경을 도와주어 육신을 민첩하게 움직일 수 있도록 한다. 교감신경을 도와주어 다른 사람과 의사소통을 원활하게 해준다. 신경을 고르게 분포시켜 정신이 맑아지도록 한다.

풍부(風府)를 눌러주는 동작은 감기를 예방해주는 효과가 있고, 두통과 정신병에 효과가 있다. 뇌졸중을 예방하고 말을 더듬거릴 때도 효과가 있다. 중풍 후에 후유증에도 효과가 있고 목구멍의 목젖이 내려올 때 또는 편두통이 생겨 몸에 열이 나고 춥고 떨리는 오한(惡寒)이 있을 때 풍부를 여러 번 눌러주면 효과 있다.

④ 좌우 손가락과 손톱으로 머리 빗는 동작

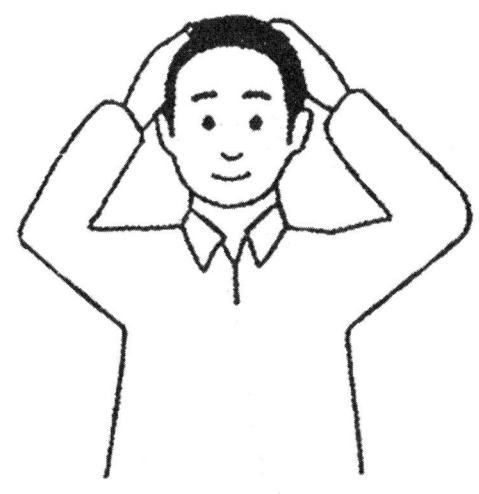

• **방법** : 양손의 네 개의 손가락과 손톱으로 백회를 기준으로 전, 후, 좌, 우 머리카락을 양손 손톱을 머리에 살짝 대고 시원하게 빗겨주는 것이다. 1회 동작은 5초 동안 30회 실시한다. 이 동작은 혼자서 하는 것보다 둘이 서로 교대해가며 실시하는 것이 큰 효과가 있다. 특히 부부간에 아침에 일찍 일어나 식사하기 전에 서로 교대해가며 실시하면 더욱 효과가 있어 애정이 두터워진다.

• **효과** : 그 날 아침부터 상쾌한 기분을 조성하며 탈모가 되더라도 다시 모발이 나며, 비듬을 없애주고 정신을 맑게 한다. 기억력이 좋아지는 효과도 있다. 부부간 애정도 두터워진다.

2. 용천(湧泉) 눌러주기

① 용천혈 위치

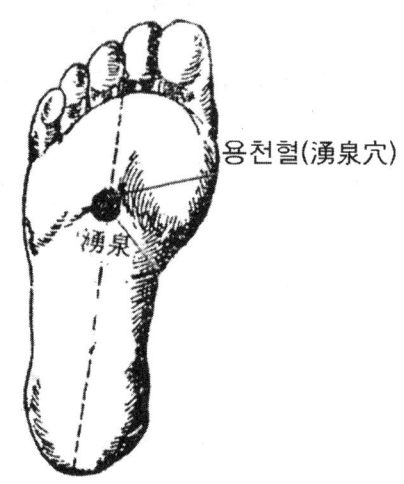

② 용천혈 누르기

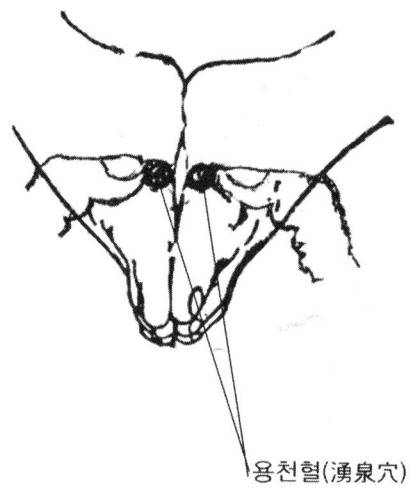

• **방법** : 앉은 자세에서 좌, 우 양 발바닥을 서로 살짝 맞대고 좌, 우 양손 엄지손가락과 손톱을 양 발바닥사이에 집어넣고 용천혈을 3초 간격으로 눌렀다 그쳤다를 반복하여 30회 실시한다.

• **효과** : 용천혈(湧泉穴)은 백회(百會)와 기(氣)를 통하게 하여 신장(腎臟)과 비장(脾臟)[73]의 기능에 영향을 준다. 정신과 마음을 선명하게 하며 고혈압을 내리게도 한다. 상(上), 하(下)의 혈류를 조절해준다. 혈전을 분해시키고 자궁의 출혈을 막아주기도 한다. 소변을 잘 나오게 하는 기능도 있다.

---

73) 비장(脾臟)은 백혈구를 생성하여 적혈구를 파괴하는 기능이 있다. 그러나 용천(湧泉)을 여러 번 눌러 자극하면 신장의 기능을 도와주어 노폐물을 배설하고 위장, 폐, 심장의 기능을 도와주며 근육에 영양을 공급하는데도 도움을 준다.

3. 근회압지(跟回押趾), 조해(照海), 태계(太谿) 눌러주기

① 근회압지(跟回押趾)

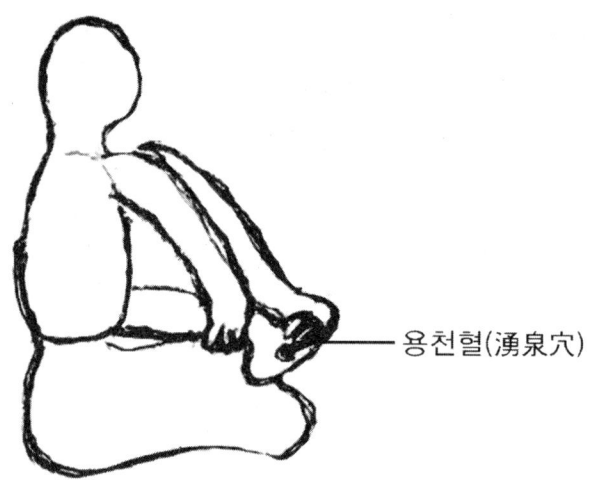

용천혈(湧泉穴)

- **방법** : 책상다리의 앉은 자세에서 먼저 좌측 다리의 발목을 우측 무릎위에 올려놓는다. 다음, 좌측 손바닥으로 좌측 발목을 잡는다. 그 다음 우측 손바닥으로 좌측 5개 발가락을 잡아쥐고 좌측 발목을 좌, 우로 30회 돌리는 동작을 실시한다. 반대측 발목도 같은 요령으로 돌린다. 그 다음 좌, 우 양 무릎을 세우고 양 손바닥으로 무릎과 다리를 30회 비벼준다.
- **효과** : 좌, 우 양쪽 하지(下肢:장딴지)에 혈관이 보기 흉하게 튀어나오는 하지정맥이 있거나 모세혈관기능이 부족하여

다리가 붓거나 다리의 피부질환이 생기는 경우에 효과가 있다. 또 체질에 따라서 통풍74)을 예방한다. 또는 발목관절, 무릎관절이나 각기병을 예방하는 효과도 있다. 또한 허리신경의 맥이 발가락과 연결되어 있으므로 허리디스크가 있는 사람은 양 무릎과 다리를 반듯하게 뻗은 상태에서 발가락을 구부렸다 폈다 하는 동작을 되풀이 하면 허리에 통증이 오는 사람은 허리가 아프거나 디스크가 있는 사람이므로 이러한 사람은 양 손바닥을 뜨겁게 비빈 다음에 허리에 대고 30회 비벼준다.

② 조해(照海), 태계(太谿)누르기

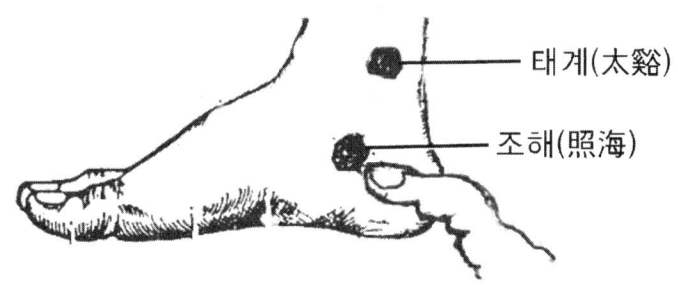

• 방법 : 앉아있는 상태에서 양손 엄지손가락으로 조해(照海)와 태계(太谿)를 3초 간격으로 눌렀다 그쳤다하는 동작을

---

74) 통풍에 주의해야 할 사항 : 술, 동물의 내장, 인삼, 오메가3, 기름진 생선, 고기 등을 많이 먹으면 각 관절부위의 류머티즘(rheumatism)의 염증질환이 생겨 통증이 심하게 오게 된다.

반복하여 30회 실시한다.

- **효과** : 조해(照海) : 신경쇠약이 있을 때는 새로운 정신이 난다. 허리의 신경협착증도 예방한다. 자궁이 부실할 때, 히스테리에 효과가 있으며 눈을 밝게 해주는 효과가 있다. 경기를 하거나, 대소변이 잘 나오지 않을 때, 추울 때나 습한 기운이 있을 때 각기병(脚氣病)이 일어나는 경우에 효과가 좋다.

태계(太谿) : 인후종통(咽喉腫痛:목구멍 양편에 대추같은 것이 있는데, 이것을 쌍아 또는 편도선이라 한다. 양기가 부족하거나 피로가 쌓일 때 체질에 따라 목구멍에 느껴지는 통증)이 있을 때 이곳을 여러 번 눌러주면 낫는다. 치통이나 허리나 등이 아플 때. 신경쇠약, 열병으로 인하여 많은 땀이 날 때, 당뇨병으로 갈증이 자주 일어날 때 효과가 있다.

4. 청궁(聽宮) 눌러주기

① 청궁(聽宮)과 천용(天容)

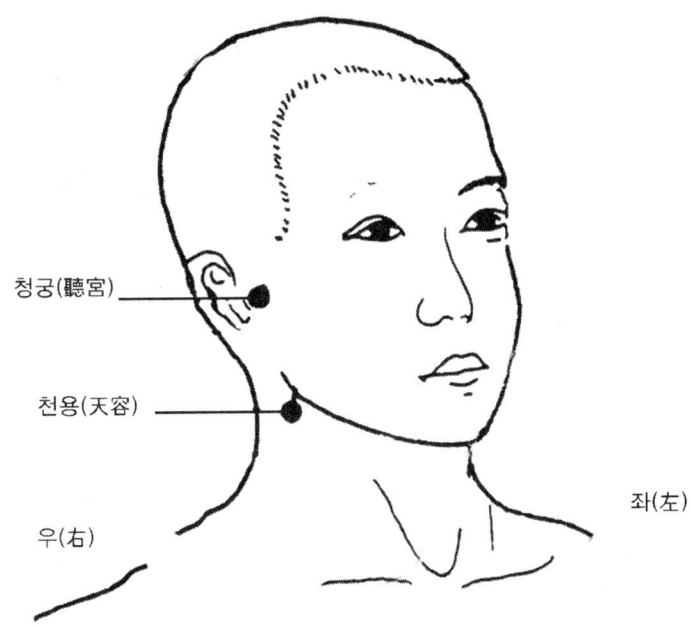

• **방법** : 청궁(聽宮)과 천용(天容)을 동시에 즉, 좌우를 한꺼번에 눌러주는 동작으로 하는 것이다. 양손 엄지와 인지손가락을 90도 간격으로 벌리고 얼굴의 자세를 바르게 한 다음에 엄지손가락은 천용(天容)을 약하게 힘을 주어서 누르며 좌, 우 양손의 좌측 엄지손톱으로는 좌측 목구멍의 방향으로 미는 식

으로 누르고 엄지손가락의 근육이 있는 부위는 양간주뼈쪽에 붙이고 지그시 누르는 것을 실시한다. 다음에 인지로는 청궁(聽宮)을 약하게 힘을 주어서 누르되 귓구멍을 막는 식으로 누르지말고 귓구멍에 공기가 들어갈 수 있게 공간을 만들고 콧날 등의 중간부위를 향하여 누르는 것이다. 3초간격으로 눌렀다 그쳤다 하는 것을 반복하여 30회 실시한다.

• 효과 : 천용(天容) : 숨이 헐떡거리고 답답할 때, 귀가 멍하고 잡소리가 날 때, 가는귀가 먹어 상대방의 말을 잘 알아듣지 못할 때, 가슴이 아플 때, 목젖이나 편도선이 아파서 오한이 일어날 때 천용을 눌러주면 효과가 있다.

청궁(聽宮) : 얼굴과 귀의 신경과 모세혈관에서 혈액을 끌어오게 하는 동작으로, 얼굴과 귀의 기능을 활성화시킨다. 귀머거리, 벙어리에 큰 효과가 있다. 고막내부에 고름이 생긴 중이염을 치료하는데 큰 효과가 있으며, 또 이가 아플 때, 정신이 희미해질 때, 파킨슨씨병의 일종인 뺨과 입을 실룩거리는 초기증세일 때 청궁(聽宮)을 여러 번 눌러주면 효과가 있다.

5. 이오고타(耳膴鼓打) - 양손바닥으로 귓구멍 막았다 떼기

① 손가락

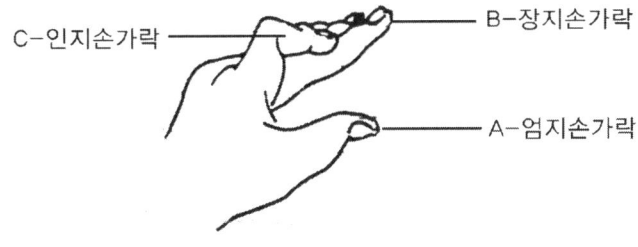

② 귀에 놓이는 손가락의 위치

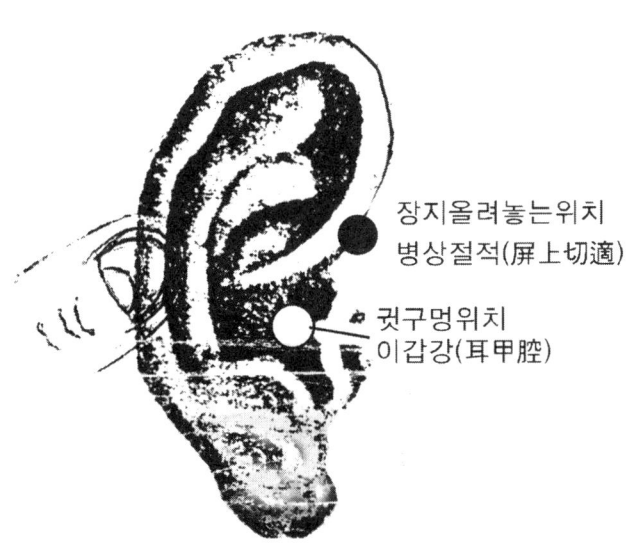

• **방법** : ㅁ인지의 손톱 부위를 ㅁ장지위에 올려 놓은 다음 장지의 손톱부위를 귀의 ●표시 부위에 올려 놓는다. 그리고 ㅁ인지를 귀의 ○표시 이갑강(耳甲腔)부위를 튕기는 것이다. 그러나 고막이 손상되었을 때에는 튕기면 안된다.

튕기는 시간은 1초 간격으로 30회 실시한다. 이때 튕길 때 고막에서 쇳소리가 나야한다.

• **효과** : 고막의 기능을 강화시켜주고, 신경에 따른 혈액을 소통하게 하여 귀에서 잡소리 나는 이명(耳鳴)을 방지해주며, 고막 속에 염증이 고여 생기는 중이염과 귀머거리를 예방하는데 효과가 있다.

③ 손바닥으로 귀 막았다 떼기 동작

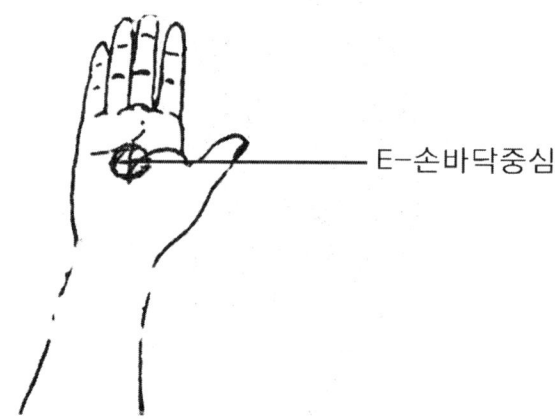
E-손바닥중심

• **방법** : 좌, 우 양 손바닥 E-중심부위를 좌, 우 양 쪽 귓

구멍을 공기가 들어갈 수 없게 3초간 꼭 막아 귓구멍을 진공시키는 것이다. 3초가 지나간 다음에 빠른 동작으로 떼어내는 동작을 30회 실시한다. 그러면 진공이 된 귓구멍이 시원하게 퍽하는 소리를 내며 뚫리게 된다. 다음에는 좌, 우 양쪽 귀둘레를 양손 엄지손가락으로 살짝 잡아 쥐고 귀 안쪽은 인지를 구부려서 살짝 잡아 쥐고 1분간 귀의 아래, 위로 문지르는 것을 30회 실시한다.

• **효과** : 귀는 신장(腎臟)과 가장 가까운 기관이며 또한 오장육부의 각 기관의 맥(脈)이 귀에 집중되어 연결되어 있어 오장육부의 기능을 도와준다. 소변이 잘 나오지 않을 때, 인체의 전신 각 부분별 기관(머리, 눈, 코, 목, 사대육신 전부)에 혈맥이 통하고 있으므로 평상시 활동하다가 갑자기 몸 상태가 않좋을 때 양 손 인지와 엄지로 귀 전체를 문질러주면 좋아진다.

필자가 겪은 경험담을 이야기하자면, 몇 년전 콧물감기가 심하게 걸려 계속 코를 풀다보니 중이염이 걸려 이비인후과에 오래 다녔지만 증세가 호전되지 않아 이오고타(耳聱鼓打)의 도인(導引)을 매일 수행하며 우주의 기(氣)[75]를 귀의 고막에 끌

[75) 단학에서 우주의 기(氣)를 끌어당기거나 병을 치료할때도 의식(意識)으로 기를 내 몸에 끌어 당겨와 치료도 하며 건강한 체질로 만드는 것이다.
심조시유병(心造之愈病) : 마음으로 병을 낫게 할 수 있다.

어당긴다는 의식을 귀에다 주며 수련한 결과 1개월 만에 중이염을 완치시킨 일이 있었다.

※ 참고로 귀에 대해 주의할 사항을 말하자면, 목욕 후나 귀에 물기가 들어갔을 때에는 면봉으로 귓구멍 속을 청소할 때 상처가 나지 않도록 주의해서 닦아내야 한다.

심조지기병(心造之起病) : 마음으로 병을 오게 할 수도 있다.

6. 목운동(目運動) : 눈알 굴리기

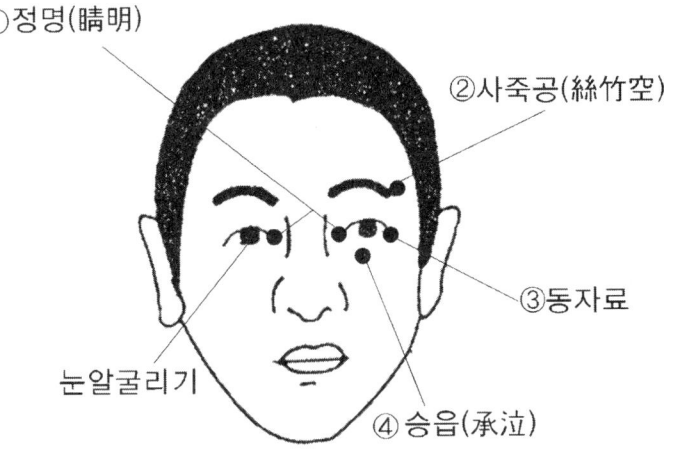

눈은 사람에게 태양과 같은 것이라 할 수 있다. 눈의 역할은 만물을 보고, 느끼고, 판단하고 알게 되고 천지우주를 관찰하여 미래를 예지하고 세상천지를 보고 식별하는 중요한 기능을 가지고 있다. 지금 세계 여러 나라에서는 자기개혁과 국가와 사회발전을 위하여 눈체조 운동이 벌어지기도 한다.

과학물질주의가 급속하게 발전함에 따라 가성근시(假性近視: 흐릿하게 보이는 것)를 가진 사람이 늘어나고 있는 실정이다. 눈은 간과 맥이 연결되어 있으며 눈에서 생명의 장단도 판단할 수 있는 기능이 있다. 또한 각종 병세를 눈에서 관찰할 수 있다.

① 정명(睛明) 누르기의 방법 : 좌, 우 양손 인지로 양쪽 눈

의 정명(睛明)을 살짝 5회 비빈다음 빠른 속도로 30회 눌러준다.

• 효과 : 근시, 난시 예방, 원시에 효과가 있다. 또 각막, 백내장, 녹내장의 예방에도 효과가 있다.

② 사죽공(絲竹空) 눌러주기 동작 방법 : 좌, 우 양손 인지로 사죽공(絲竹空)을 살짝 5회 비빈다음 빠른 속도로 30회 눌러준다.

• 효과 : 눈이 밝아진다. 얼굴의 신경을 잘 끌어들여 눈을 깜빡깜빡하고 실룩실룩하는 병적인 증상에 효과가 있다.

③ 동자료(瞳子髎) 눌러주기 동작 방법 : 좌, 우 양손 인지 끝을 대고 살짝 5회 비빈다음 빠른 속도로 30회 눌러준다.

• 효과 : 안면신경을 끌어들여 눈을 실룩거리는 것을 예방하는 효과가 있다. 밤눈을 보게 하는 신경혈을 끌어준다. 안질과 두통에도 효과가 있다.

④ 승읍(承泣) 눌러주기 방법 : 이곳은 한방에서 임맥(任脈)이 시작되는 곳이다. 좌, 우 양손 인지로 승읍을 5회 살짝 가볍게 5회 비빈다음에 30회 눌러준다.

• 효과 : 글씨가 흐리게 보일 때 이곳을 비벼주면 효과가 있

다. 밤눈 밝아지는데 효과가 있고, 얼굴에 시신경과 모세혈관을 통하게 하여 혈류를 잘 통하게 하여 근시안과 각막질환에 효과가 있다.

• **목운동(目運動) : 눈알굴리기 운동**

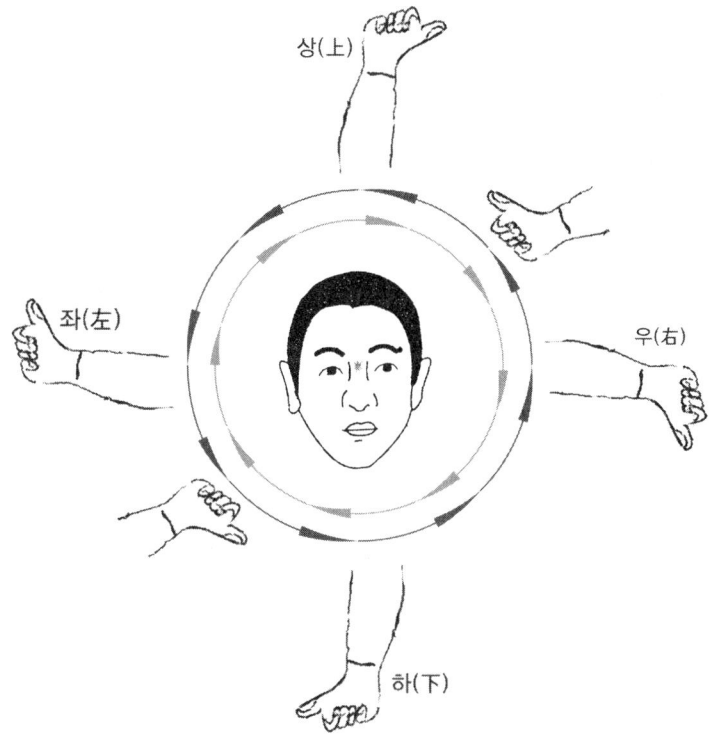

• **방법** : ①눈알을 상, 하, 좌, 우 로 굴리게 할 때 엄지손가락을 노려보는 동작으로 운동한다. 노려보는 시간은 각각 2

초씩이다.

②화살표(엄지손가락)의 방향을 따라 둥근 원을 그리며 눈알을 돌린다. 시계방향으로 돌리고 다시 시계반대방향으로 돌리기를 한바퀴에 30초씩 걸리게 하며 30회 실시한다.

• **효과** : ①눈에 생기를 촉진시켜 눈병을 예방한다. 시력증진, 눈의 신경과 눈의 모세혈관의 혈액순환 증진, 백내장, 녹내장을 예방한다. 눈과 간(肝)의 기능을 촉진시킨다.

②근시, 난시, 백내장, 녹내장, 안질, 눈 신경마비 등에 효과가 있다. 밤눈이 어두울 때에도 효과가 있다. 눈의 신경과 모세혈관에 혈액순환을 좋게 하는 효과도 있다.

7. 요선권무악(腰挔踡踇握) : 양 손바닥으로 허리 비비기와 양 손가락으로 양발가락 전후로 움직이기

① 요선(腰挔):허리비비기

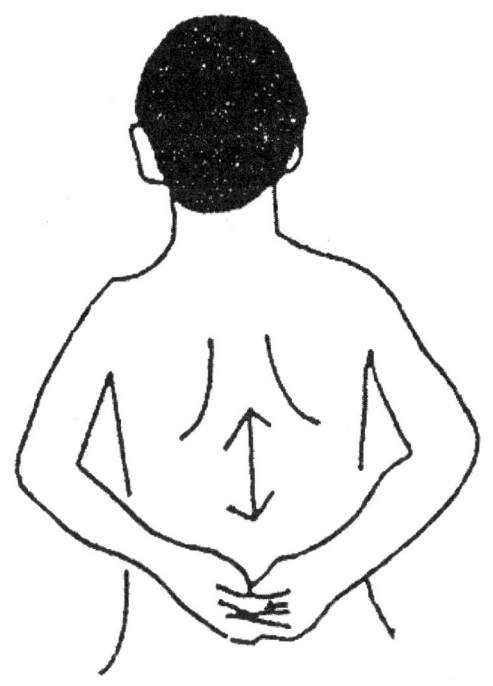

• **방법** : 양 손바닥을 모아 뜨겁게 열이 날 정도로 비벼준 다음 허리에 대고 빠른 동작으로 새끼 똥구멍 일명 독맥의 장강(長强)에서부터 독맥의 양광(陽關)까지의 간격, 즉 독맥(督脈)이 되는 15㎝간격을 上位下位부위를 빠르게 매일 반복하여 비벼주는 것이다. 한번에 30회씩 실시한다.

* 효과 : 허리가 시원해진다. 허리의 연골이 튀어나오지 않고 기분도 좋아지며, 스트레스가 풀린다. 허리통증이 없어지며 허리디스크에도 효과가 있다. 노쇠한 사람에게 생기는 허리디스크나 퇴행성신경협착증이나 하지마비에도 효과가 있다.

② 권무악(踡踇握):양 발 잡아당기기

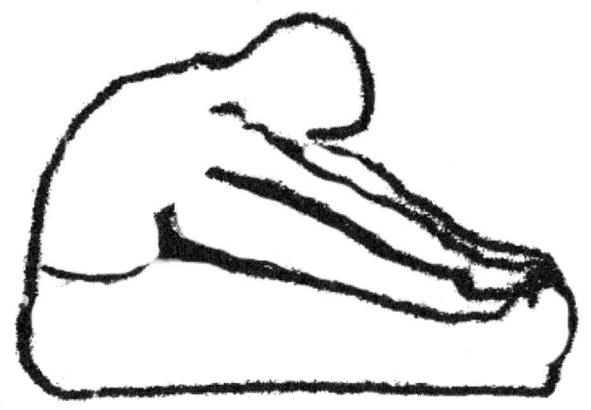

* 방법 : 머리와 허리를 45도 앞으로 구부린 자세에서 양 손가락으로 엄지를 포함한 양발가락 4개를 살짝 잡아 쥐고 앞으로 구부렸다 젖혔다 하는 것이다. 이때 허리에 통증이 느껴지면 빨리 병원에 가서 진단을 받아야 하며, 통증이 없는 경우에는 3초동안 발가락을 움직여주어야 하며 허리를 45도로 굽혔다 90도의 자세로 바르게 세우는 것을 30회 실시한다.

다음에는 앉아있는 자세에서 양손바닥으로 허벅지에서 무릎 관절, 종아리, 양다리 발목까지 위 아래, 좌, 우를 힘차게 문지르며 비비고 손바닥으로 두들겨주며 맛사지 하는 식으로 리듬을 치는것처럼 두들겨준다. 이때 사람에 따라 방골뼈가 뻐근하고 통증이 일어나는 사람은 병원에 가봐야 한다.

• 효과 : 소화력이 좋아 음식물을 많이 먹어도 흡수력이 좋아지게 되며 허벅지에 근육이 아닌 지방질이 많은 사람은 혈관이 좁아져 혈액이 잘 흐르지 못해 하지동맥 마비, 각종 종기, 관절 신경협착증, 하지정맥, 각기병 등의 질병이 일어날 수 있는데, 이런 질병 예방에 효과가 있다.

8. 복타양수 악중권요(腹打兩手 握重踡腰)

① 복타양수(腹打兩手):양손바닥으로 아랫배 두드리기

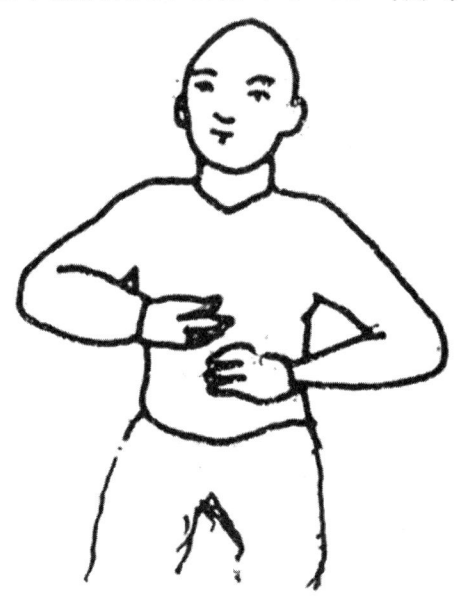

• **방법** : 선 자세에서 좌, 우 양손바닥으로 단전(丹田:배꼽에서 손가락 세 개 너비의 아래쪽)에서부터 17㎝ 상위(上位)의 임맥(任脈)에 소속된 중완(中脘)까지 힘차게 아래, 위 좌, 우의 옆구리까지 두들겨 주는 것이다. 두들길 때 의식으로 뱃속에 있는 나쁜 기운(노폐물과 노폐물에서 나오는 나쁜 기운을 배출시킨다고 의식하는 것)을 입으로 내뿜는 것처럼 하여 빼내고 코로 숨을 길게 들이마신다. 이때 우주의 기(氣)를 단전

에 들어가게 한다는 의식을 준다. 30회 실시한다.
- **효과** : 오장육부의 기능이 좋아진다. 복부비만에 효과가 있다. 식이요법으로 양배추, 채소, 과일 토마토, 미역, 다시마를 물에 불려서 먹으면서 계속 실행하면 복부비만에 걸리지 않고, 당뇨병과 골다공증, 소화불량에 효과가 있고 혈액순환이 잘되며 단전호흡하는데 도움이 된다.

② 악중권요(握重踡腰):2kg의 무게를 들고 구부렸다 폈다 하기

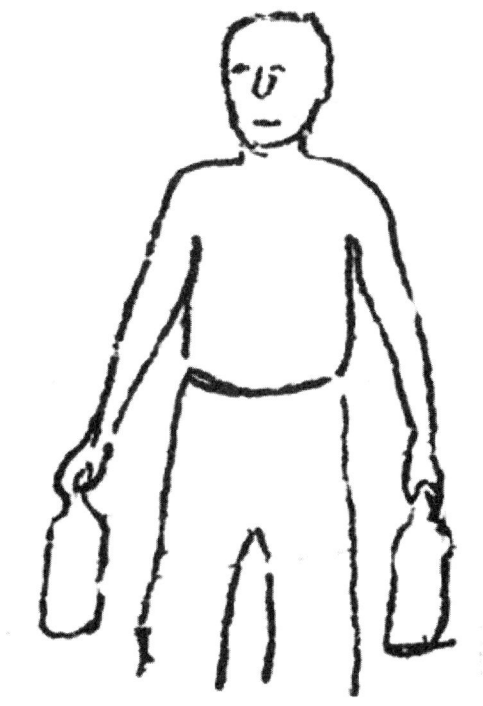

• **방법** : 양손에 각각 2kg씩의 물병을 들고 선 자세에서 허리를 15도 정도 되게 구부렸다 폈다 하는 동작을 30회 실시한다. 그 다음엔 물병을 들고 선 자세에서 물병을 좌, 우로 30도 되게 휘두르는 동작을 30회 실시한다.

• **효과** : 허리의 신경협착증을 예방하며 복부비만에도 효과가 있다. 디스크예방에도 효과가 있다.

9. 항선두전후좌우동(項扦頭前後左右動)

① 목을 맛사지하듯 비벼주기

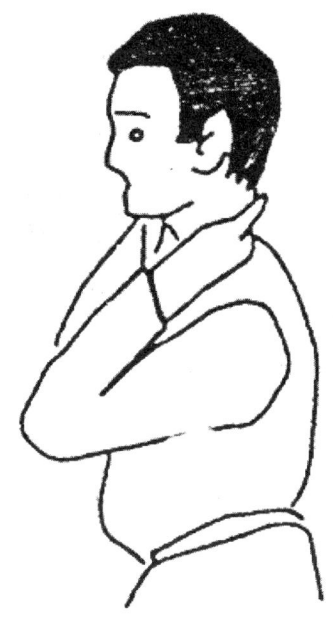

• **방법** : 손바닥을 비벼 뜨거운 열을 일으켜서 양쪽 목에 대고 부드럽게 비벼준다. 다음, 양쪽 목을 두들겨 맛사지해 준다. 그 다음 머리를 전, 후, 좌, 우로 젖히는 동작을 한다.
각각 30회 실시한다.

• **효과** : 기분도 좋아지고, 음식물을 잘 넘어가게 해준다. 갑상선예방에 효과가 있고, 말을 하는 도중 갑자기 말이 막히

는 사람에게 효과가 있다. 목디스크 예방, 연주창, 역류성 식도염을 예방하는데 효과가 있다.

② 목을 전, 후, 좌, 우로 젖히기

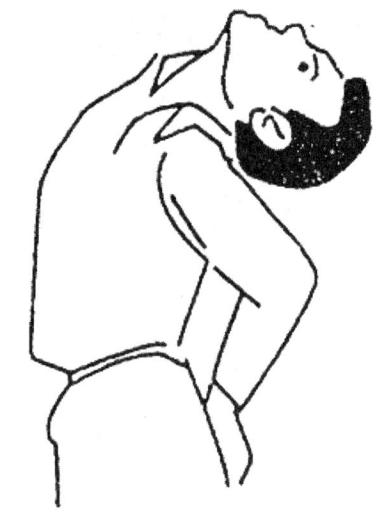

• **방법** : 머리와 고개를 전, 후, 좌, 우로 숙이고 젖히고 하는 동작을 30회 실시한 다음 서서히 좌로 돌렸다가 다시 우로 돌렸다가 하는 동작을 반복하여 돌리는 것을 30회 실시한다.

• **효과** : 식도암, 식도염증 예방, 목젖, 편도선, 갑상선, 목디스크예방과 어깨통증과 어지러운 증세를 예방한다. 나른해지는 몸이 회복된다. 척추의 골절을 바로잡게 해주어 자세가 바르게 된다. 편두통이 없어진다. 어깨가 뻐근할 때 시원해진다.

※ 특히 공부를 하는 학생들은 장시간 목과 어깨를 숙인 자세로 공부하다보면 3, 40대에는 구부정한 자세가 되어 오장육부의 기능이 정상적으로 작동되지 못해 각종 병으로 이어질 수 있다. 그러므로 1시간 공부 후에는 반드시 이 동작을 5분 정도 해주어야 한다.

③ 허리와 목, 눈 운동을 동시에 하기

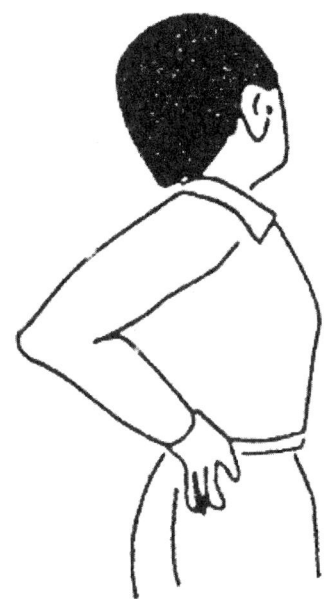

• **방법** : 몸을 바로세운 상태에서 안면과 고개를 좌로 돌릴 때 눈동자는 반대방향이 되는 우측을 보는 것이다. 시간은 1

초간 우측을 응시하였다가 다시 안면과 고개를 우로 돌릴 때는 눈동자는 좌측을 1초간 응시한다. 이러한 동작을 30회 실시한다.

• 효과 : 요즘들어 젊은 층이나 노년 층에서 각막손상이나 백내장 혹은 녹내장이 많이 늘어나는데, 눈의 신경을 활성화하며 동시에 허리, 목디스크를 예방해주는 효과가 있다.

10. 견고흉최전후비회(肩拷胸撻前後臂回)

① 좌, 우 주걱뼈 두들겨주기

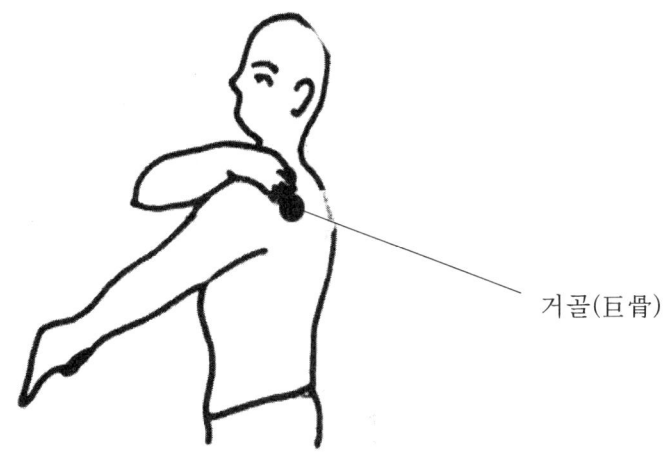

거골(巨骨)

• **방법** : 매일 아침에 좌, 우 양어깨를 좌, 우 양손바닥 손끝부위가 거골(巨骨:주걱뼈)부위를 자극할 수 있게 30회 두들겨준다.

• **효과** : 피로가 풀리며, 대상포진(帶狀疱疹:피로가 쌓여 전신에 물집이 생겨 가렵고 통증이 큰 병)과 팔뚝비대증을 예방하고 팔뚝의 골절을 부드럽게 해주며 오십견을 예방하고 폐의 기능을 강화시켜 산소 공급이 원활하게 되어 혈액순환을 원활하게 해주는 효과가 있다.

② 가슴 오므리기　　　③ 가슴 뒤로 젖히기

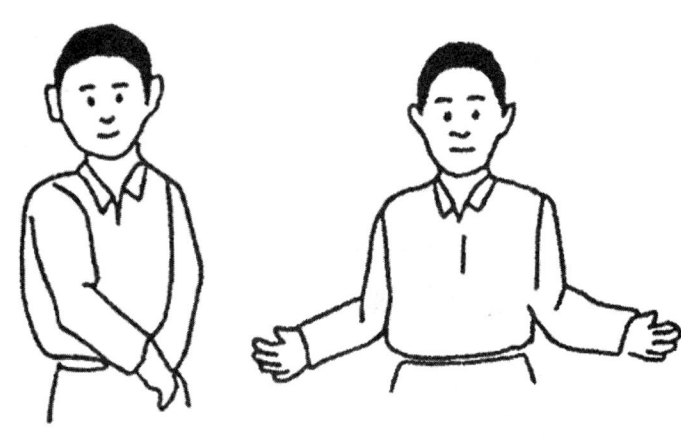

• 방법 : ②와 같이 양어깨 가슴과 좌우양팔뚝을 앞으로 부드럽게 오므리는 식으로 조이며, 조일때는 입으로 숨을 내쉬되 소화불량이나 오작육부의 기능장애로 인한 노폐물로 인한 악취나 나쁜 기운을 입으로 토해낸다는 의식을 갖고 다시 ③과 같이 가슴과 양어깨와 팔뚝을 뒤로 젖히면서 앞가슴을 펴는 것이다. 이때 코로 숨을 들이마시되 우주의 기(氣)를 들이마신다는 의식을 주는 것이다. 이런 동작을 30회 실시한다. 그 다음 왼손 주먹으로는 등뼈 중심부분을 가볍게 두들기고 오른손 주먹으로는 앞가슴을 가볍게 두들겨 주는 것을 각각 30회씩 실시한다.

• 효과 : 폐의 기능과 폐활량을 촉진시켜 가래가 끼는 것을 예방한다. 어려운 일을 당하여 가슴이 답답하거나 숨이 차 헐

떡거릴 때 숨을 안정시키고 심신의 충격을 완화시킨다. 자세가 바르게 잡힌다. 원기가 회복되지 않을 때 원기를 회복시키며 심장의 기능을 활성화시켜 혈액순환을 촉진시킨다.

11. 곡지족삼리지압(曲池足三里指壓) : 팔꿈치와 무릎의 혈 눌러주기

① 곡지혈(曲池穴)을 장지손톱으로 찌르기

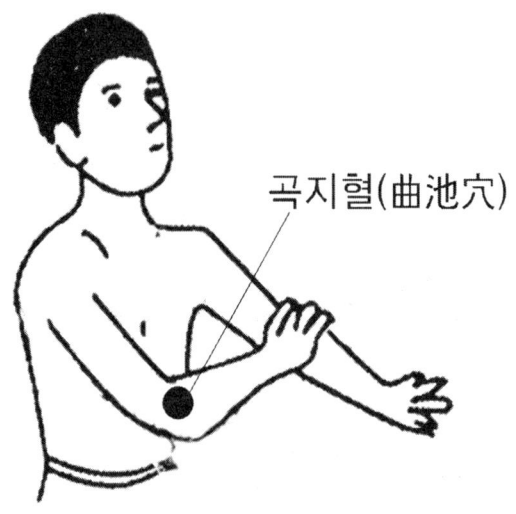

• 방법 : 팔뚝을 구부릴 때 접혀지는 부분 그림에서 ●표시가 있는 곳을 곡지혈(曲池穴)이라고 한다. 이곳을 양손으로 팔짱을 낀 상태에서 양손의 장지끝으로 한번에 5번씩 찔렀다 그치고 하는 것을 30회 실시한다.

이곳은 상반신의 기혈(氣血)을 조절하는 곳으로서 쑥뜸이나 침을 장기간 이용하면 더욱 큰 효과를 볼 수 있다.

• 효과 : 상반신의 기혈(氣血)의 순환조절, 고혈압, 월경불

순, 중풍, 두통, 당뇨병에서 혈당조절 등에 효과가 있다. 팔뚝과 손바닥에는 오장육부의 여섯가지 맥이 통하고 있어 폐, 심장, 소장, 대장, 위, 간의 기능을 강화시키는 효과가 있다.

② 족삼리(足三里)를 손톱으로 찌르기

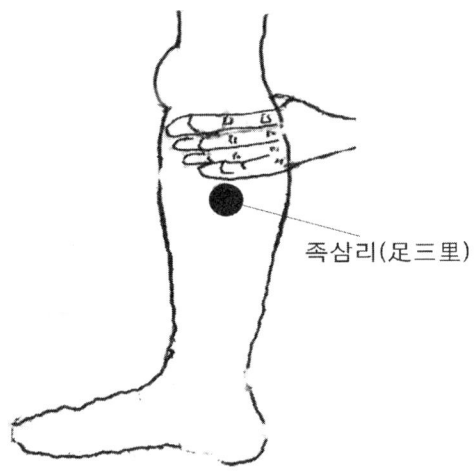

족삼리(足三里)

• **방법** : 양쪽 무릎뼈에서 손가락 네 개 너비의 위치에 ● 표시 부분이 족삼리(足三里)라 한다. 의자에 앉은 상태에서 좌, 우 양손의 장지의 손톱으로 이곳을 찌르는 동작을 한번에 5회씩 힘차게 30회 실시한다.

이곳은 하반신의 기혈(氣血)를 조절해주는 곳으로서 쑥뜸[76]

---

76) 쑥뜸 : 눈으로 볼 수 있는 곳은 혼자서도 할 수 있다. 습기없는 쑥을 인지와 검지로 두께 3mm, 높이7mm로 비벼서 5개 만든다. 이것을 곡지(曲池), 족삼리(足三里)혈에 침을 살짝 바른 다음에 비빈쑥을 하나씩 불을 붙여서 5번 태워서 그곳에 물집을 내는 것이다.

이나 침을 장기간 이용하면 하반신(下半身)의 기능에 큰 효과가 있다.

- **효과** : 위장장애, 배가 아플 때, 설사, 변비, 소화불량, 고혈압, 당뇨병, 가슴이 뻐근할 때, 시력감퇴, 마음이 불안하고 두근거릴 때 효과가 있다.

12. 독맥지압(督脈指壓) : 등뼈 24골절 누르고 문지르기

① 독맥지압 위치도

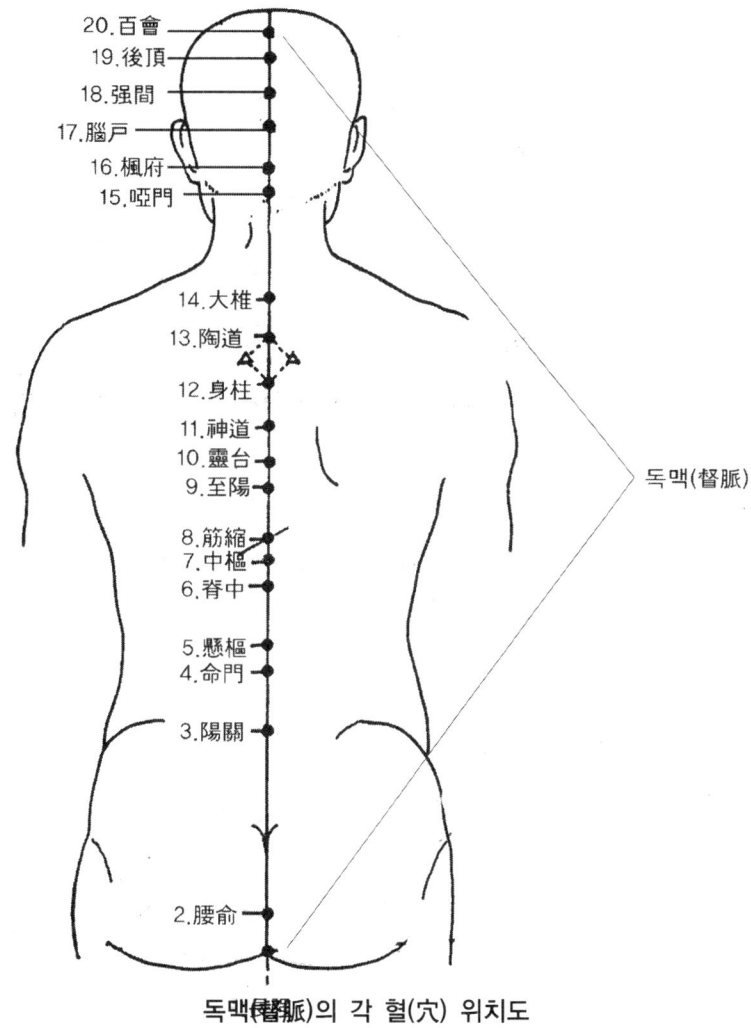

독맥(督脈)의 각 혈(穴) 위치도

② 어제혈(魚際穴)

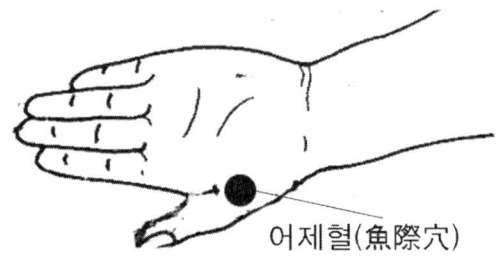
어제혈(魚際穴)

• **방법** : 요를 두툼하게 깐 바닥에 엎드린 채 양다리와 양팔은 편한 자세로 뻗고 동작을 시작한다. 부인 또는 남편, 상대방이 그림①의 독맥위치도에서 장강혈(長强穴)에서부터 아문(啞門穴)에 이르기까지 인지, 장지, 약지 세 손가락으로 지그시 눌러준다. 시작할 때 인지를 장강(長强)에 붙이고 장지는 등뼈의 약간 솟아오른 곳에 올려놓고 지그시 눌러주면서 위로 밀어 올리는 것이다. 그림 ②의 ●표시된 어제혈(魚際穴)로 장강혈과 아문혈까지 상하로 문질러 준다. 사람에 따라서는 엄지손가락 끝 부위로 아래위로 밀면서 문질러주면 상쾌한 기분이 전신에 스며들면서 피로한 육신이 시원하게 된다. 노쇠한 사람들은 각 혈(穴) 별로 하나의 혈에 대해서는 지그시 2초간 눌러주는 동작을 각각 30회 실시한다. 부부간에 둘이서 서로 교대해가면서 한다. 아침시간에 실시하는 것이 효과적이고 좋

은 방법이 되나 아침시간이 여의치 않으면 적당한 시간을 이용해도 무방하다.

• **효과** : 전신에 시원한 느낌이 들면서 기분이 상쾌해진다. 신체 어느부위에 통증이 있어도 느끼지 못한다. 우울증, 스트레스도 사라진다. 나른한 느낌이 있을 때, 피로가 쌓여있을 때 독맥지압(督脈指壓)을 하면 피로도 풀리며 상쾌한 기분으로 전환된다. 오장육부의 기능이 활성화되면서 장기간 지압하면 자세가 바르게 잡히게 된다.

다음은 각 혈(穴)에 대한 효과를 설명한다.

1. 장강(長强) : 치질, 탈홍증, 소변이 잘 나오지 않을 때, 변비가 심할 때 치료가 된다.

2. 요유(腰俞) : 디스크예방, 요통, 월경불순, 치질, 탈홍, 하지운동마비의 예방과 치료에 효과가 있다.

3. 요양(腰陽) : 허리통증, 배아플 때, 자주 토하는 증세, 월경불순에 효과가 있다.

4. 명문(命門) : 허리의 통증, 소변을 원활하게 하는데 효과가 있다. 정력이 증진된다.

5. 현추(懸樞) : 허리통증에 효과가 있다. 비장의 기능을 도와주어 식욕을 증진시킨다.

6. 척중(脊中) : 황달, 허리디스크, 당뇨병을 예방하는 효과가 있다. 비장의 기능을 도와준다.

7. 중추(中樞) : 시력감퇴, 식욕부진, 위통예방에 효과가 있다. 비장의 기능을 도와준다.

8. 근축(筋縮) : 위통, 노이로제, 히스테리, 간질병 예방에 효과가 있다.

9. 지양(至陽) : 간경화, 어깨, 허리통증을 예방하는 효과가 있다.

10. 영태(靈台) : 숨이 가쁜데 효과가 있다.

11. 신도(身道) : 노이로제, 어깨가 뻐근할 때, 해소기침, 심장병, 아기들의 경기가 일어날 때 효과가 있다.

12. 신주(身柱) : 기관지염증, 폐담, 해소기침, 아기들이 놀랐을 때 이곳을 눌러주면 효과가 있다.

13. 도도(陶道) : 열이 높을 때, 헛소리를 할 때, 한축이 나고 전신에 심한 통증이 일어날 때 이곳을 눌러주면 효과가 있다.

14. 대추(大椎) : 황달병, 열병, 기관지염증, 숨이 찰 때, 정신병, 감기예방 등에 효과가 있다.

15. 아문(啞門) : 두통, 말더듬을 때, 이명, 편도선, 오한, 중풍후유증 등에 효과가 있다.

13. 흉고선(胸拷挆) : 양 손바닥으로 가슴 문지르기

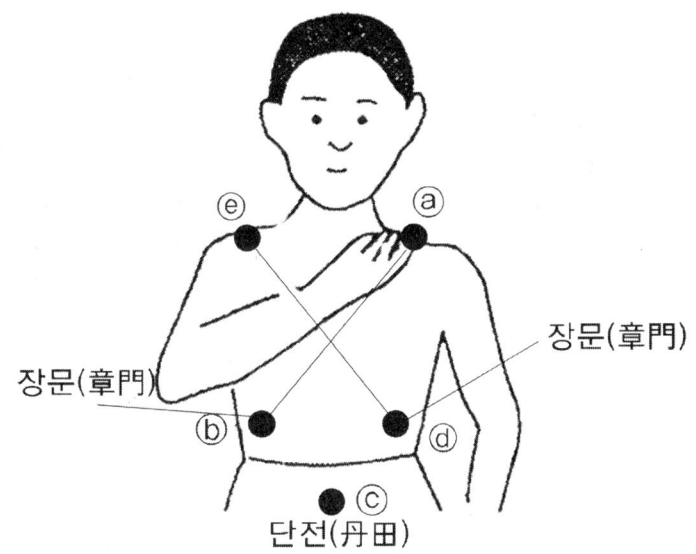

• **방법** : 양쪽 손바닥을 모아 열이 나게 비빈 다음 오른쪽 손바닥으로 왼쪽 어깨에서부터 오른쪽 아랫배 단전혈ⓒ까지 30회 가볍게 두들긴 다음에 왼쪽 손바닥으로 오른쪽 어깨에서부터 단전혈까지 30회 가볍게 두들긴다. ⓐ, ⓑ는 오른손바닥으로, ⓓⓔ는 왼손바닥으로 각각 30회 위, 아래로 문지른다.

• **효과** : 스트레스를 해소하는 효과가 있다. 근심, 걱정과 홧병에 도움이 된다. 심기가 불편하거나 우울증을 해소시키는 데 효과가 있다.

14. 선안(抚顔) : 양 손바닥으로 얼굴 비비기

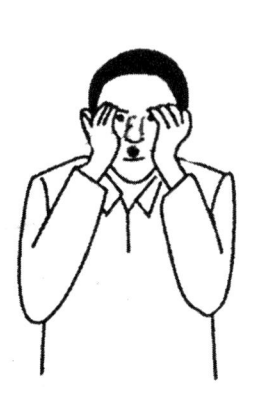 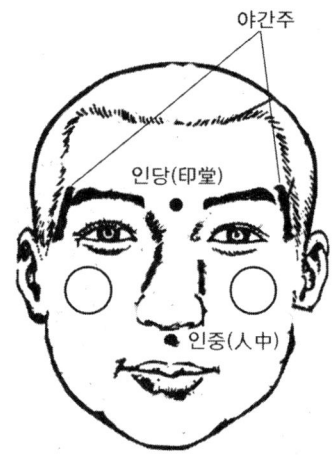

• **방법** : 좌우의 손바닥을 합장하여 비벼 양손바닥에 열을 뜨겁게 낸 상태로 양손바닥을 양쪽 뺨에 대고 광대뼈의 야간주와 양쪽 뺨과 코의 경계된 부위를 뜨겁게 비빈다. 30회 실시한다. 인지로 콧부리 위쪽의 콧날등 밑에 뺨과 경계된 부위를 뜨겁게 비빈다. 그 다음 엄지로 인중을 5회 아프게 누른다. 이것은 족태양방광신경과 임맥, 충맥을 자극하여 생기를 넣어주는 것이다. 30회 실시한다. 중풍의 증세가 있는 사람은 즉시 인중과 백회를 아프게 10회 누르고 병원에 가서 치료하면 효과적이다.

• **효과** : 피부에 윤기가 나고 얼굴의 주름살이 생기는 것을

예방할 수 있고 감기의 예방에도 효과가 있다. 또 족태양방광신경에 자극을 주게 되어 요통예방까지 효과가 있다. 양쪽 뺨과 코 사이의 경계부위를 인지와 장지 끝으로 비비면 비염, 축농증 예방에 효과가 있고 인당(印堂)을 누르면 천식을 예방한다.

15. 선고슬(抚股膝) : 종아리와 무릎 문지르기

① 양쪽 종아리를 가볍게 두들기고 아래위로 문질러 주기

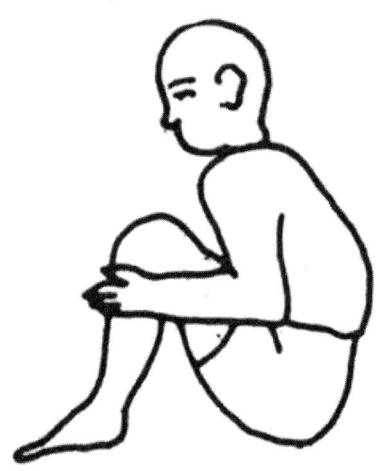

• 방법 : 좌, 우 양다리의 종아리를 양손 손바닥으로 부드럽게 안쪽과 바깥쪽을 두들겨주며 맛사지해 준다. 그 다음 아래위로 양손바닥으로 비벼준다. 30회 실시한다.

• 효과 : 각기병(다리가 붓거나 진물이 나며 가려운 증세가 있는 병), 하지정맥을 예방하는 효과가 있다. 다리의 혈액을 끌어당기는 요령으로서 다리에 힘이 생기게 된다. 다리의 종기를 예방하는 효과가 있다.

② 무릎 관절을 손바닥으로 돌려가며 문지르기

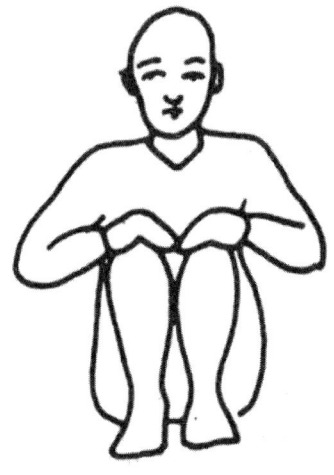

• **방법** : 좌, 우 양 무릎관절을 양손바닥으로 처음에는 시계방향으로 돌려서 문질러주고 다음에는 시계반대방향으로 돌려주는 것을 각각 30회씩 실시한다. 다음에는 5개 손가락으로 허벅지와 무릎관절을 부드럽게 주물러 준다. 2분간 실시한다.

• **효과** : 무릎관절염과 물렁뼈탈골을 예방하는 효과가 있다. 신경협착증으로 인한 무릎 통증을 예방한다.

16. 장회복신(掌回腹腎) : 배꼽주위 손바닥으로 돌려 문지르기

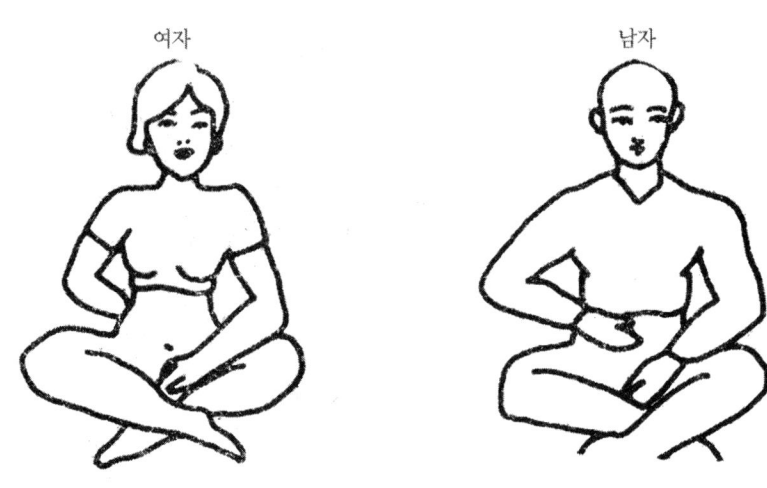

• 방법 : 여자의 경우 왼손바닥으로 허리를 지그시 받치고 오른손바닥으로 배꼽을 중심으로 시계방향으로 한바퀴 돌렸다가 다시 시계반대방향으로 한바퀴 돌리는 것이다. 각각 30회 실시한다. 다음에는 교대하여 오른손바닥으로 허리를 받치고 왼손바닥으로 같은 요령으로 30회 실시한다. 다음에는 양손의 인지, 장지, 약지 3손가락으로 그림 2에서 보는바와 같이 수분(水分), 음교(陰交), 석문(石門), 중극(中極), 곡골(曲骨), 관원(關元), 기해(氣海:단전), 신궐(神闕)을 지그시 누르면서 위 아래로 왔다 갔다 하며 훑어주는 것이다.

남자의 경우 왼손바닥으로 기(氣)가 새나가지 않게 하기 위하여 음낭을 감싸쥐고 오른손바닥으로 여자의 경우와 같은 요령으로 실시하는 것이다. 30회 실시한다.

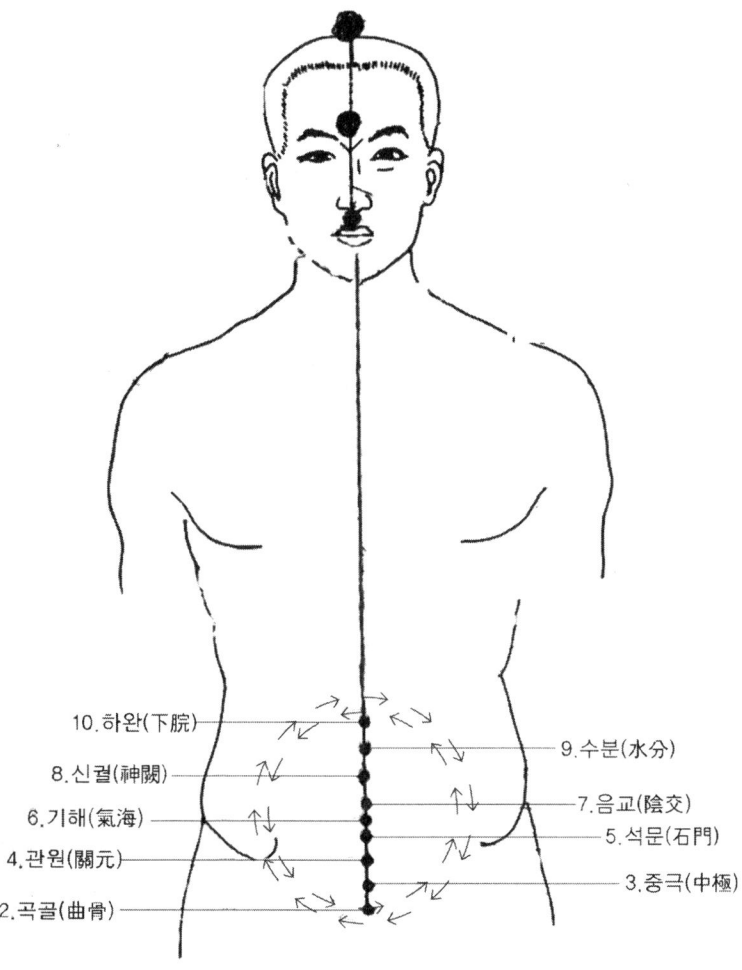

• **효과** : 여자 남자 모두 같은 효과가 있다. 신장결석, 신장결핵, 신장암을 예방하는 효과가 있다. 신장(腎臟)의 기능을 활성화시키는 동작이 되어 정액이 들어오는 길을 만들게 된다. 정액이 많이 쌓이게 되면 원기(元氣)를 만드는데 큰 도움이 되며 단전호흡을 수련하여 우주의 기(氣)를 끌어들이는 길을 만들게 된다. 띄우지 않고 매일 실시하면 신장(腎臟)의 기능을 도와 신진대사의 작용을 촉진시킨다. 육미(六味)라는 한약재를 같이 복용하면, 간(肝)과 담(膽)의 기능을 좋게 하며, 남자의 경우 전립선비대증이나 전립선암, 여자의 경우 요실금을 예방하고, 잠을 잘 오게 하며 식욕을 증진시킨다.

※ 육미(六味) : ①숙지황(熟地黃)10g ②산약(山藥)10g(탕제로 복용시는 3kg ③산수유(山茱萸)10g ④목단(牧丹)3g ⑤백복령(白茯苓)5g ⑥택사(澤舍)5g ⑦오미자(五味子)7g ⑧지모(知母)7g(소화제) ⑨황백(黃柏)3g ⑩경부자(京炮子:독을 뺀 부자)3g ⑪육계(肉桂)3g 이상이 원방이 된다. 정력을 증진하기 위해서는 인삼(마른 것)20g 가미하고 불면증이 있는 사람은 산조인 10g, 용안육1kg을 가미하면 좋다. 전립선비대증으로 소변이 잘 나오지 않는 사람은 먹통[77]15g 대싸리비씨 10g 옥수수수염 10g, 택사 10g을 가미한다. 환으로 만들어 1회에 90~100알을 물 1000CC와 같이 복용하면 효과가 좋다.

---

77) 먹통: 깊은 산에 있는 머루덩굴

17. 요복전후유척(腰伏前後揉脊) : 허리 굽혔다 젖히기

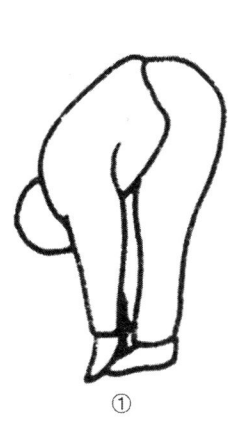
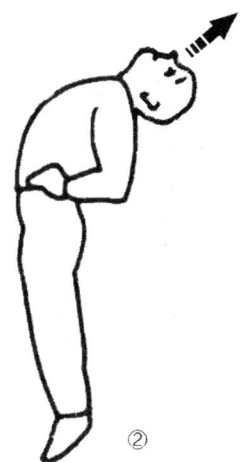

• 방법 : 똑바로 선 상태에서 좌, 우 양손가락이 땅에 닿을 수 있게 고개와 허리를 앞으로 구부리는 것이다. 2초간 구부렸다가 일어서서 1초간 서 있다가 ②번과 같이 양손을 허리에 대고 가슴을 내밀고 머리를 뒤로 젖히는 것이다. 시선은 하늘을 본다. ①번과 ②번 동작을 반복하여 15회 실시한다.

• 효과 : 뱃살을 빼는데 효과적이다. 오장육부의 기능을 강화시켜 기(氣)를 독맥으로 올릴 때 기가 잘 올라간다. 몸이 유연해지며 허리의 통증을 예방하는 효과가 있다.

이상과 같이 1~17까지의 도인(導引)을 실시하는 시간은 20분 정도 소요된다. 띄우는 날이 없이 1~2개월간 실시한다. 도인(導引)을 매일 수련하면 그 날 2시간 정도 기분이 상쾌해지며 그 날 일이 잘 풀리게 된다. 이런 기분이 들면 곧바로 단전호흡으로 들어가는 것이다.

9

기를 단전에 들어오게 하는 요령과 소주천(小周天)

①조식호흡법(調息呼吸法) : 1회 호흡의 길이가 코로 숨을 들이마시는 길이가 10초, 입으로 다시 내쉬는 길이가 10초 합하여 1회 호흡의 길이가 20초가 된다. 호흡수련은 매일 10분, 20분씩 마음을 자유롭게 하고 신선이 되는 마음으로 하여야 한다. 다음순서는 ②의식조식호흡법(意識調息呼吸法:우주의 기를 단전에 쌓이게 한다는 의식을 하는 호흡), ③정식의식호흡법(停息意識呼吸法:입으로 숨을 내쉴때는 3초간 숨을 멈추며 기를 단전에 남겨놓았다고 의식하는 호흡으로 ②번의 호흡에서 기(氣)가 단전에 들어오지 않을 경우 하는 호흡법), ④순식의식호흡법(順息意識呼吸法:기가 들어온 혈에서는 2일간 기가

머물러 있게 의식하며 순한 호흡을 하는 것). 기(氣)가 단전에 채워지는 느낌이 오면, 이때에 소주천을 실시하여 기(氣)를 임독맥(任督脈)으로 돌리는 것이다. 오랫동안 기를 임독맥으로 돌리게 되면 전 육신에 기(氣)를 보낼 수 있다. 이것이 대주천(大周天)의 시작이 되는 것이다.

① **조식호흡법(調息呼吸法)** : 단전에 기가 들어오게 하는 호흡이 입식 10초 출식 10초가 되게 호흡연습 요령이다.

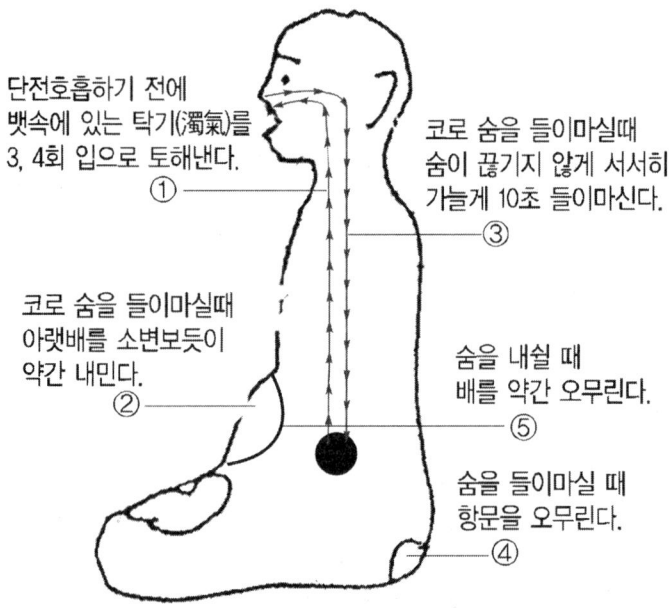

• **방법** : ① 코로 숨을 들이마시기 전에 입으로 뱃속에 있는 나쁜기운(濁氣)를 입으로 3, 4회 토해낸 다음 코로 숨을 들이

마시고 다음에 입으로 숨을 10초 되게 내쉬는 연습을 한다. 이때는 ⑤와 같이 아랫배를 약간 오무린다.

② 코로 숨을 들이 마실때는 배는 소변보듯이 약간만 불룩하게 내민다. 기(氣)가 들어오는 공간을 만드는 것이다.

③ 숨을 들이마실 때 끊기는 호흡(p.81 참고)이 되지 않도록 자연스럽게, 서서히, 가늘게, 부드럽게, 길게, 아무것도 생각하지 말고 무념무상(無念無想)으로 즐겁게 숨을 들이마시는 것이다. 10초 되게 1~2개월간 연습한다. 무리한 호흡은 금한다. 20일만에 빠르게 기(氣)가 단전에 들어올 수 있도록 호흡을 완성하는 사람도 있다.

④ 코로 숨을 들이 마실 때 항문을 오무린다. 입으로 숨을 내쉴 때는 항문을 늦춘다.

대개의 수련자들은 산에서 수련하는 것이 기(氣)도 빨리 들어올 수 있다고 생각하지만, 집에서 수련하는 것이 유리할 수도 있다. 단지 대주천의 경지가 되면 자연에서 수련하는 것도 좋은 방법이 될 수 있다.

※ 단전호흡시 취해야 할 사항들 : 벨트를 풀고 용변을 볼 것. 잡념을 버릴 것. 땀이 나올 때 땀을 닦지 말 것. 물을 마시거나 대화를 하거나 선풍기를 작동하는 것은 금물이다.

산에서 수련할 때에는 바람이 불지 않는 곳, 물소리가 나지 않는 조용한 곳에서 한다. 장기간 수련하면 피부의 땀구멍으로도 호흡이 가능하다. 자연스런 반가부좌나 의자에 앉은 자세에서도 할 수 있다.

※ 얇은 습자지를 코에 붙이고 하는 방법도 있다. 서거나 혹은 목욕탕에 앉아있는 상태에서 물이 아랫입술 밑에 차이게 하는 방법도 정확한 단전호흡이 될 수 있다. 누워서 하는 방법도 있다. 원리는 숨을 길게 들이마셔 우주의 에너지를 단전에 가득 채워서 몸 전신에 보내 건강한 체질로 변화시키는 것이다.

② 의식조식호흡법(意識調息呼吸法) : 기가 단전에 들어오게 하는 호흡요령

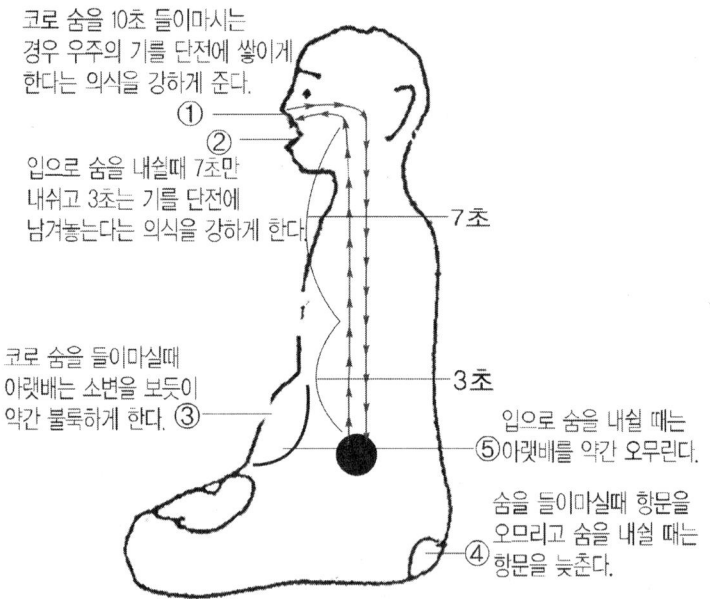

• **방법** : ① 코로 숨을 10초 들이마시는 경우 우주의 기를 단전에 쌓이게 한다는 의식을 강하게 주는 것이다.

② 입으로 숨을 10초 내쉴 때 7초만 내쉬고 3초는 기를 단전에 남겨놓는다는 의식을 강하게 하는 것이다.

③ 코로 숨을 들이마실 때 아랫배를 소변보듯이 약간 불룩하게 한다.

④ 숨을 들이마실 때 항문을 오므리고 내쉴 때 항문을 늦추는 것이다. 이것은 기(氣)가 항문으로 빠져나가지 않게 하기 위한 것이다.

⑤ 숨을 내쉴 때 아랫배를 약간 오므린다.

호흡에 들어가기 전에 3, 4회 입으로 탁기(濁氣)를 토해내고 의식조식호흡법을 실시하는 것이다. 이 과정은 단전호흡을 실행할 때마다 하여야 한다.

조식호흡법(調息呼吸法)에서 1회 호흡이 20초가 되었으면 의식조식호흡법(意識調息呼吸法)의 실행으로 들어가되 20초 호흡에서 40초, 1분 정도에서 2분 정도되게 연습을 하는 것이다. 물론 이것은 오랫동안 수련한 결과 얻어지게 된다. 1회 호흡길이가 2분정도의 경지에 오르게 되면 우주와 교통할 수 있는 단계에 오르게되어 도술(道術)을 할 수 있게 된다.

③ 정식의식조식호흡법(停息意識調息呼吸法) : 1회 호흡의 길이가 20초 될 때 들이 마시는 숨이 10초, 입으로 내쉬는 숨 10초 중 7초를 내쉬고 3초는 숨을 멈추고 단전에 기(氣)를 남겨 놓았다고 의식하는 호흡

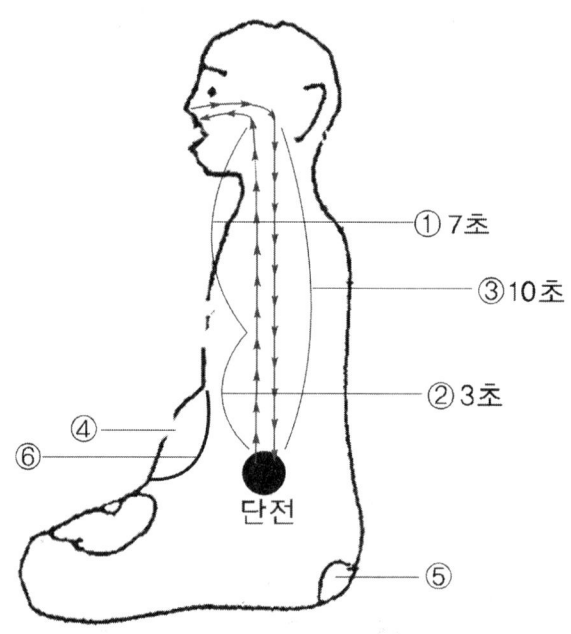

• **방법** : ① 코로 숨을 들이마시고 입으로 내쉴 때는 7초만 내쉰다.

② 7초간 숨을 내쉰 후 3초간은 단전에 기가 머물 수 있도록 숨을 멈추는 것이다.

③ 코로 10초간 숨을 들이마실 때 강하게 의식으로 기가 들어가게 한다고 의식한다.

④ 코로 숨을 들이 마실 때는 아랫배를 약간만 내민다. 이때는 우주의 기가 들어오는 공간을 키우기 위한 것이다.

⑤ 숨을 들이마실 때는 항문을 오므리고 내쉴 때는 항문을 늦춘다.

⑥ 숨을 내쉴 때는 배를 약간 오므린다.

정식의식호흡법은 의식조식호흡법에서 우주의 기가 단전에 들어오지 못한 수련자를 위한 호흡법이다.

60세 이하의 연령에서 정력이 풍부한 사람이라면 누구나 하루 3,40분 수련하면 빠르게 기(氣)가 들어올 수 있다. 그러나 정력이 부족한 사람들은 쉽게 기(氣)가 들어오지 않을 수 있으므로 신장기능을 강화하는 보약을 복용하면 기(氣)를 들어오게 할 수 있다.

이 정도의 수련기간은 1년 정도 걸린다. 빠른 사람은 3개월에서 6개월 정도 소요된다. 이런 수련기간을 거쳐 기(氣)가 단전에 들어오는 느낌은 체질과 사람에 따라 수련과정에서 여러 가지로 증상이 나타나지만 공통적인 것은 ①성욕이 강하게 나타난다. 이때 정력을 배출하면 10년공부 도로아미타불이 되기도 한다. ②실개미가 단전에 기어들어오는 느낌이 든다. ③따뜻한 물이 흘러 들어오는 느낌이 오기도 한다. 내 경우는 이런 느낌들과 함께 단전부위가 계란 크기 정도로 2개가 진한 붉은 색으로 오랫동안 부어올라 있기도 했다.

이 정도의 수련이 되면 수련자 자신이 단전에 기(氣)가 차여 있다는 느낌이 오게된다. 그러면 단전호흡을 계속하되 의식조식호흡법(意識調息呼吸法)으로 앉아있는 상태에서 기(氣)를 독맥(督脈)으로 올리고 임맥(任脈)으로 내리는 수련을 하는 것이다.

소주천(小周天)으로 기를 돌릴 때 기를 독맥으로 올리고 임맥으로 내리는 과정에서 기(氣)가 머물고 있는 혈(穴)에서 기(氣)가 충분히 채여져 있는 상태를 유지하고 있다가 다음 단계의 혈(穴)에다 기(氣)를 이동시키기 위한 것이다.(p.37, 190 참고)

기를 단전에 들어오게 할 때나 기를 독맥으로 올리고 임맥으로 내릴 때에는 의식조식호흡법(意識調息呼吸法)이나 정식의식호흡법(停息意識呼吸法)을 통하여 기(氣)가 단전에 채워진 상태에서는 독맥의 장강(長强)에 기를 올리게 된다. 그러면 순식호흡(順息呼吸)을 3일간 하는 것이다. 독맥으로 기를 올릴 때의 순서는 ①장강(長强), ②명문(命門), ③척중(脊中), ④신도(神道), ⑤대추(大椎), ⑥풍부(風府), ⑦강간(强間), ⑧백회(百會)로 올리는 것이다. 기를 임맥으로 내릴 때는 좀 더 쉽게 내려가게 된다. 기(氣)가 임맥의 혈에서 머물고 있는 시일은 2일이 된다 이때 순식호흡(順息呼吸)을 한다. 그 순서는 ⑧백회(百會), ⑨인당(印堂), ⑩인중(人中), ⑪잔중(膻中), ⑫중완(中脘), ⑬단전(丹田)까지 기(氣)를 내려오게 하는 것이다. 계속 반복해서 순서대로 기를 돌린다.(p.37, 190 참고)

앉아있는 상태에서의 소주천 기행로는 다음 그림에 다시 설명을 반복하기로 한다.

10

앉은 자세에서의 소주천기행로

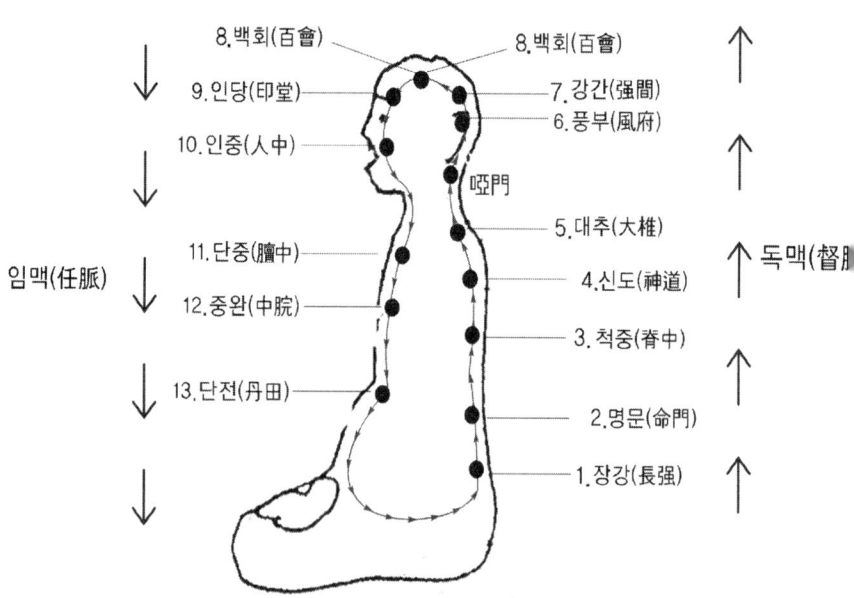

처음 소주천을 수행할 때는 앉은 자세에서 단전에 채워진 기를 독맥의 ①장강(長强)에 강력한 의식을 주면 단전에서 기의 압력[78]이 일어나 기(氣)가 장강(長强)에 오르게 된다. 기가 장강에 머물게 한 다음 ②명문(命門)으로 올리고 ③척중(脊中), ④신도(神道), ⑤대추(大椎) 그 다음 아문(啞門)이 있는데 심한 통증이 있을 수 있으므로 아문은 제외하고 직접 ⑥풍부(風府)로 올린다. 다음에 ⑦강간(强間)도 제외하고 직접 ⑥풍부(風府)에서 ⑧백회(百會)로 올리는 것이다. 이때 참고할 것은 기가 독맥의 ⑤대추(大椎)에 올라올 경우 바늘이나 날카로운 송곳으로 찌르는 통증이 오게 된다. 기(氣)가 백회에 오를 때까지 통증이 계속되며 몸 전체가 진동이 크게 일어나 엉덩이가 바닥에서 떠있는 상태로 들썩거리게 된다. 이때 체질이 약한 사람은 정신이상이 일어날 수 있으므로 수련자 자신이 잘 판단하여 기(氣)를 임독맥으로 내리는 것을 중지하고 오행연기법(五行煉氣法)으로 바꿔서 기(氣)를 배로 돌리면 몸에 아무런 이상이 없이 안전하게 임독맥 기행법이 돌아간다. 따라서 오행연기법의 소주천(小周天) 기행도 무사히 마칠 수 있다.

---

78) 기의 압력 : 우주의 기(氣)의 힘으로 음식물이 위장을 통하여 소장으로 들어가면 소장에서 분해하여 영양은 혈액으로 만들고 찌꺼기는 대장으로 들어가 대변으로 배설시키고 소장에서 만든 혈액은 다시 신장(腎臟)에서 걸러내어 맑은 혈액으로 만들고 찌꺼기는 소변으로 배출시키는 기능을 실행한다.

이리하여 ⑧백회(百會)에까지 기(氣)가 오르게 되면 독맥의 기행은 완수한 것이다. 다음에는 백회에 오른 기를 임맥의 ⑨인당(印堂), ⑩인중(人中), ⑪잔중(膻中), ⑫중완(中脘), ⑬단전(丹田)까지 내리고 이같은 과정을 반복하여 기를 임독맥으로 돌리는 것이다. 여기까지가 소주천 완성되는 것이며, 다음에는 대주천(大周天)의 과정이 남아 있다. 소주천을 그치지 않고 300회 이상 돌리면 대주천(大周天)으로 들어가게 된다 이때에는 강한 기(氣)의 압력이 생기게 되어 온몸 구석구석에 기(氣)를 들어가게 하는 것이다. 이 과정이 십이정경(十二正經)과 기경팔맥(奇經八脈)에 관한 수련법이 되는 것이다.

사람은 누구나 3,40이 넘으면 노화현상이 오기 시작한다. 육체의 모든 기관과 오장육부, 각 기관과 모세혈관까지도 노화가 일어난다. 혈액순환이 원활하지 못하면 모든 기능이 약화된다. 이를 방지하고 건강한 체질로 바꾸는 방법으로서 내 체험으로는 도인(導引)과 단전호흡(丹田呼吸)을 수련하여 소주천(小周天)을 거쳐 대주천(大周天)에 이르게 되어 강력한 기(氣)의 압력(壓力)과 연동작용(蠕動作用)으로 오장육부나 각 기관의 기능이 약화되거나 아픈 곳이 있으면 그곳에 의식을 주게 되면 기(氣)의 압력이 자동적으로 그곳에 가서 기능을 활성화시키는 것을 많이 느낄수 있다. 즉, 인체의 오장육부는 발전기와 같고 신경은 전선과 같은 이치이다.

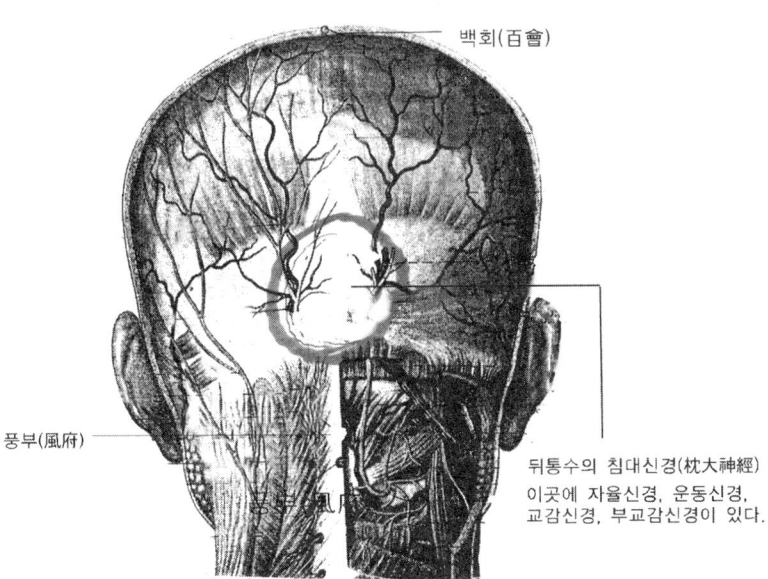

위 그림을 간략히 설명하자면 다음과 같다.

- 60세 이상이 되면 오장육부의 각 기관과 동맥정맥 또 모세혈관과 신경세포의 기능이 약화되면서 혈액순환이 제대로 되질 않아 모든 기관과 피부 등이 노화현상이 일어나게 된다. 그러나 대주천(大周天)의 경지에 이르게 되면 의식으로 기(氣)의 압력을 일으켜 신경세포와 혈액의 공급이 잘 이루어져 노화를 예방할 수 있게 된다. 의식으로 백회(百會)의 기(氣)와 용천(湧泉)의 기(氣)를 서로 합치시키면 혈액순환을 잘 조절해 줄 수 있다.

단학의 도(道)에서는 우주의 기(氣)를 이용하여 노화를 방지해보려는 수련법에 목적을 두고 있다. 요즘은 젊은 세대들도 뇌경색, 뇌출혈, 뇌신경마비, 뇌졸중이 늘어나고 있는 추세이다. 이에 대하여 소주천(小周天), 대주천(大周天)의 경지에 도달하면, 의식에 의해서 기(氣)의 압력이 자동적으로 생겨 근육과 혈관 또는 모세혈관까지 그리고 침대신경(枕大神經), 풍부(風府)혈을 꿈틀거리게 하여 원활하게 기능을 유지시켜 줄 수 있으며 뇌경색, 중풍, 신경마비 등을 예방할 수 있다.

기의 압력은 단전에 채워진 기를 독맥의 장강(長强)에 올릴 때 생기게 된다. 계속 기(氣)를 임, 독맥으로 돌리게 되면 기의 압력의 힘이 커지게 되어 의식자체만으로도 기(氣)를 임맥과 독맥으로 돌리게 되어 소주천(小周天)을 활성화 시켜준다. 소주천을 완성시켜 기(氣)를 임독맥으로 500회 정도 회전시키면 기(氣)가 전신에 퍼지게 되며 동시에 우주의 기(氣)가 소량으로 들어오게 된다. 그렇게 되면 전신에 진동이 생겨 굵직한 압력이 단전(丹田)과 백회(百會)에 올라갔다 내려갔다 하게되며 불기둥 같은 것이 생기게 된다. 이때에 귀에서 이상한 소리가 들리게 된다. 이같은 기(氣)의 압력은 자동적으로 소주천에서 일어나게 된다. 호흡도 자동적으로 이루어지게 된다.

이 경지에 이르게 되면 우주의 사물이 환상적으로 보이게 된다. 즉, 다른 사람이 볼 수 없는 것들을 보게된다. 광구(光球:축구공크기의 찬란한 빛)가 비치고, 태양, 달, 별 중에 북두칠성, 명산의 산천, 호랑이등 하늘에 금빛으로 둥글거나 네모 또는 다른 여러 가지 모양으로 비치기도 한다. 소주천(소주천)을 수행할 때 마신(魔神)이 나타나서 마신에게 유리한 수련을 해달라고 부탁하거나 방해하는 경우도 있다. 그러나 여기에 쏠리는 마음과 마신의 현혹에 빠지지 말고 계속 수련하여야 한다.

황금빛의 별모양이 비치기도 한다. 여기에서는 특히 천부경(天符經)으로 느껴지며 유난히 오랫동안 빛나며 나를 비쳐주는 형태만 기록하기로 한다.

그림1)

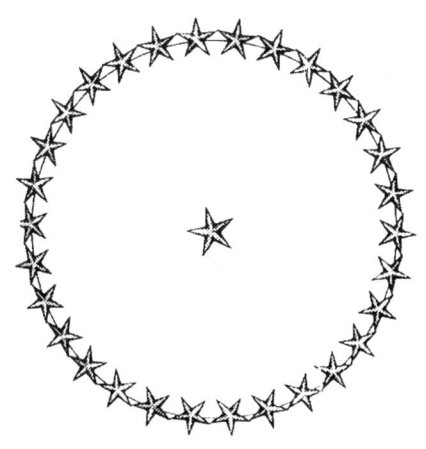

고정된 상태의 둥근 형태의 별들이 반짝인다. 하나의 큰 힘

으로 우주만물을 다스리는 것으로 느껴지는 주재주일신(主宰主一神:하나의 힘으로 우주를 주도 하는 힘)이라 한다. 우주의 형성은 무극(無極)79)에서 태극(太極)80)이 나와 천(天), 지(地), 인(人)으로 갈라져 우주가 형성되었다는 것을 보여주는 별로 보인다.

그림2)

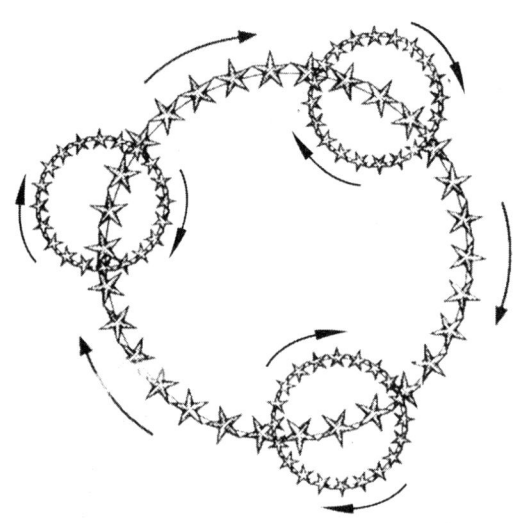

별들이 우측으로 돌아가며 반짝인다. 이것은 우주 상공에서 위성이 지상에 있는 인간세계를 관찰하는 모습으로 보인다.

---

79) 무극(無極) : 우주가 형성되기 이전의 어두컴컴한 암흑세상
80) 무극에서 하나의 큰 힘이 나타나 하늘, 땅, 사람. 즉, 우주만물을 만들어낸 큰 하나의 힘.

그림3)

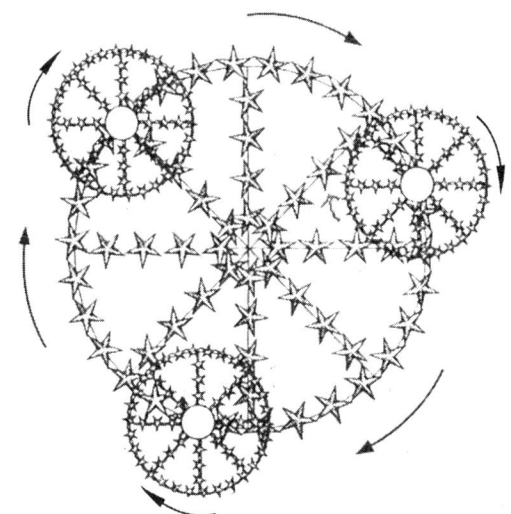

별들이 우측으로 돌아가며 반짝이며 나를 비쳐준다. 태양의 에너지를 우주만물에게 비쳐주는 모습으로 보인다.

그림4)

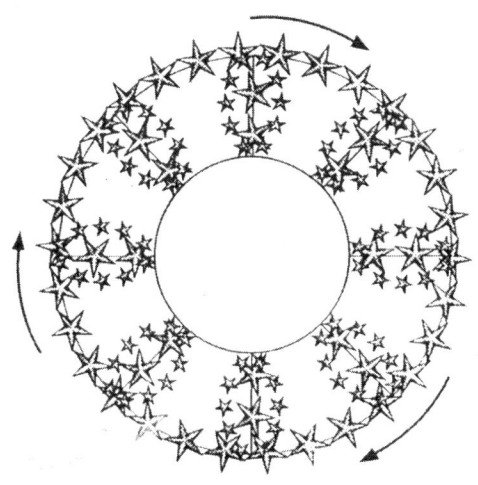

우측으로 돌아가며 반짝인다. 하늘과 땅의 감리작용(坎離作用:하늘은 불의 기운을 가지고 땅에 있는 물의 기운을 끌어올려 땅에 존재하는 생명체를 다스리는 작용)을 나타내는 모습으로 보인다. 감(坎)의 괘 ☵, 리(離)의 괘 ☲ 중 감(坎)은 물로 표현하고 리(離)는 불로 표현한다. 하늘은 물이 될 때가 있고 땅은 불이 될 때가 있다. 어느 때는 하늘이 불이 되고 땅이 물이 될 때가 있는 것이다. 이러한 변화는 수시 반복되어 변하며 바뀌게 되는 것이다. 예컨대, 하늘은 불의 기운과 움직이는 기운을 일으켜 구름을 만들어 땅에 비를 뿌려 생명체를 다스리고 있다. 땅은 항상 고요하며 하늘의 수분과 불의 기운을 빨아 당겨 생명체를 길러내고 있다. 땅은 다시 하늘에게 수분을 제공하여 구름을 만들게 하여 비를 내리게 한다. 이런 식으로 하늘과 땅은 서로 주고받는 것을 반복하며 우주를 운행하고 있는 것이다. 즉 이 네 번째 그림은 하늘과 땅 사이의 인연관계에서 나타난 주고받는 진리적 우주운행 이치를 인간사회에서도 본받으라는 뜻에서 모든 인간들에게 전하여 나타낸 것으로 보여진다. 하늘과 땅과의 관계는 이러한 감리작용이 영원히 반복되는 것이다. 즉 감리작용에 의해서 우주만물이 존재하며 모든 생명에 생멸변화를 일으키게 한다. 이러한 하늘의 기운과 땅의 기운을 수레바퀴의 작용과 같다고 비유한다. 이것을 윤회작용이라 한다. 즉 불과 물은 불이 하늘에서 존재하여 상(上)이고 물은 땅에서 존재하여 하(下)를 의미하나 이들은 서로 상하의 순환작용을 하여 바뀌어질때가 있는 것이며 물이 위가 될 때가 있게 되고 불이 아래가 될 때가 있는 이치를 비유한 것이다. 이러한 이치로 하늘과 땅의 수기(水氣)와 화기(火氣)가 수없이 위 아래로 올라갔다 내려갔다 하는 수레바퀴의 이치를 나타낸 것이다.

그림5)

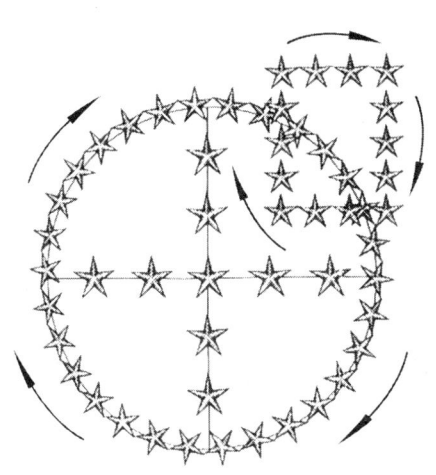

우측으로 돌아가면서 반짝인다. 하늘의 별들이 사방이 되는 동서남북(東西南北)을 가르키는 것을 나타내 보이는 것이다.

그림6)

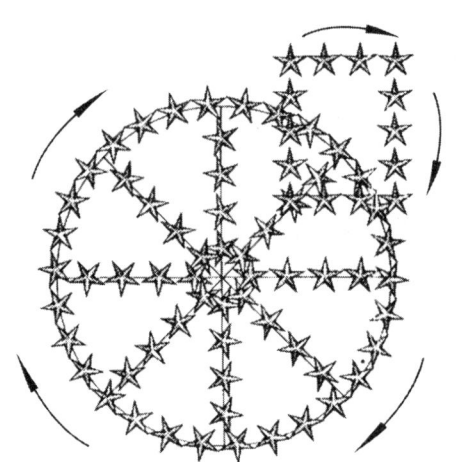

우측으로 돌아가며 반짝인다. 태양의 빛이 지구의 동서남북에 비치는 것을 나타낸 것이다. 이 그림은 중심이 태양이고 8개의 선은 팔괘(八卦)를 나타낸 모습이다. 즉 태양의 빛을 지구에 비춰주고 팔괘의 기운이 되는 건(乾 ☰), 태(兌 ☱), 리(離 ☲), 진(震 ☳), 손(巽 ☴), 감(坎 ☵), 간(艮 ☶), 곤(坤 ☷)의 기운으로 하늘과 땅과의 조화를 이루고 있는 것을 보여주는 것이다.

여기서 건(乾)+곤(坤)은 천지조화(天地造花), 진(震)+손(巽)은 뇌풍조화(雷風造花)를, 리(離)+감(坎)은 감리작용(坎離作用)을 간(艮)+태(兌)는 산택조화(山澤造花) 凹凸을 일으키는 것을 말한다.

즉, 건(乾)은 하늘의 기운, 곤(坤)은 땅의 기운, 진(震)은 우레의 기운, 감(坎)은 물의 기운, 리(離)는 불의 기운을, 손(巽)은 바람의 기운, 간(艮)은 산의 기운을, 태(兌)는 못의 기운을 가르키는 것이다.

이 그림은 우주만물이 존재하며 멸하고 바뀌는 8가지 이치와 같은 기운을 지상에 주고 있음을 보여주는 것이다.

구분 八卦	방위	계절	절기	오행 (五行)	구성 (九星)
坎=水	북	겨울	동지 소한 대한	水	一白
艮=山	동북		입춘 우수 경칩	土	八白
震=雷	동	봄	춘분 청명 곡우	木	三碧
巽=風	동남		입하 소만 망종	木	四綠
離=火	남	여름	하지 소서 대서	火	九紫
坤=地	서남		입추 처서 백로	土	二黑
兌=沼	서	가을	추분 한로 상강	金	七赤
乾=天	서북		입동 소설 대설	金	六白

그림7)

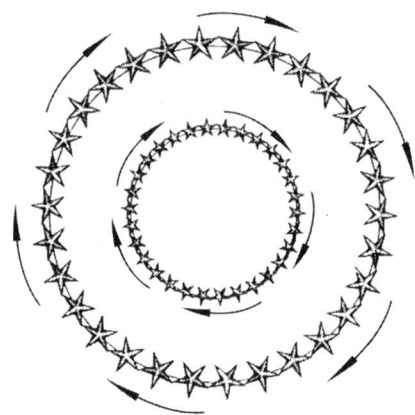

우주와 지구를 가르킨다. 작은 원은 지구, 큰 원은 우주를 나타낸다.

그림8)

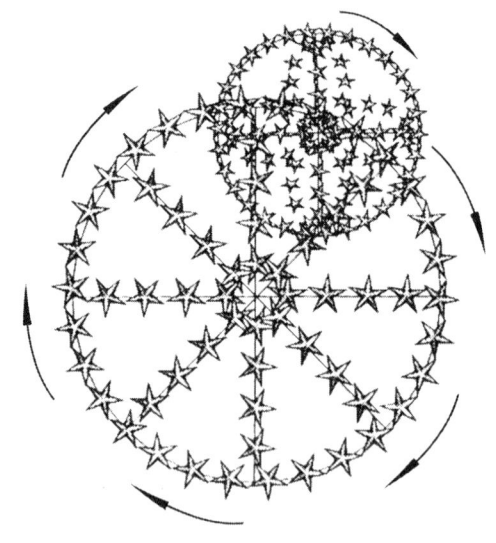

지구가 돌며 춘, 하, 추, 동을 가르키고 그 궤도를 돌며 우주는 천변만화(千變萬化)의 기운을 지구에 주어서 모든 생명체에 생멸변화의 기운을 주는 별들의 모습을 보여주는 것이다.

그림9)

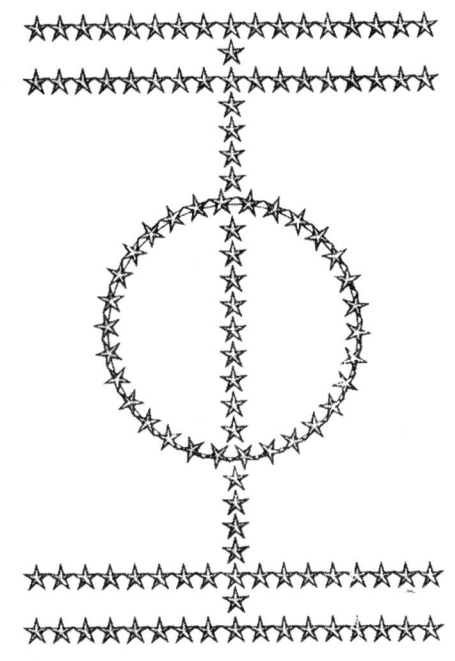

고정된 상태로 반짝이며 남극(南極)과 북극(北極)을 가르킨다. 이때에는 상관천문(上觀天文:하늘의 기운을 알아 보는 것) 하달지리(下達地理:하늘의 기운을 땅에 내려 보내어 땅의 기운과 하늘의 기운이 합치는 곳을 알아보는 이치를 말하는 것

이다) 중찰인사(中察人事:중간에서 하늘과 땅의 기운을 사람이 중간에서 살피는 것)의 진리적 이치를 알아볼 수 있는 능력이 생기는 것이다. 이 별들의 그림은 사람이 하늘을 보고 사람이 살아 나가는 길을 깨달아 인본사상(人本思想)을 알고 우주사상에 순응하는 사람의 도리를 깨우쳐야 하는 것이다. 상하로 두 줄의 별들은 위로는 하늘을 표시하고 아래로는 땅을 표시하고 중심의 원형의 둥근 별들의 표시는 하늘과 땅의 중간에서 인간들이 다 같이 살아가는 공간으로 느껴진다.

- 이 과정에서 생기게 되는 기괴(氣塊 ⊗)에 대해 알아본다.

 소주천으로 기(氣)를 오랫동안 임독맥으로 돌리면 은행알 정도의 크기의 우주의 에너지가 뭉쳐진 기괴(氣塊)가 형성된다. 1년간 소주천을 실행하면 기괴는 주먹 정도의 크기로 커진다. 이 정도에서 뜨거운 열이 발생한다. 이로 인하여 대장(大腸)에 습기가 없어지고, 오장육부가 건조해지는 느낌이 심하게 되는데 변을 보게 되면 딱딱한 말똥과 같은 변이 나오게 된다. 주먹정도 크기로 1년간 소주천으로 임독맥으로 기를 돌리게 되면 기괴는 태양과 같은 열을 단전에서 내뿜으며 광채를 발광하여 광구(光球)가 정면으로 나를 비쳐준다. 이때에 전신에 크게 진동이 오게된다.

 1개월 후에는 의식으로 기(氣)를 집(集), 산(散), 발생(發生),

송전(送傳)할 수 있다.

- 집(集:기(氣)를 의식으로 모은다는 것) : 의식으로 기를 모으면 우주의 기가 내 육신에 모아지는 느낌이 오게 된다. 이것은 기괴(氣塊)가 분산하여 내 육신에 들어가는 느낌을 받게 되는 것이다. 이런 경지가 오면 대주천(大周天)의 길이 열리게 된다.
- 산(散) : 의식으로 기를 분산시키면 기(氣)는 곧바로 내 육신으로 들어오는 느낌을 받게 된다.
- 발생(發生) : 기(氣)가 내 몸에 있다고 의식하면 기는 곧바로 내 육신 내에서 발생한다.
- 송전(送傳) : 의식으로 기(氣)를 육신 내부 어느 곳이고 보낼 수 있다고 의식하면 기는 의식한 곳으로 가게 된다.

이런 경지에 오르게 되면 강력한 압력이 생긴다. 이때에 변비가 일시적으로 생기게 된다. 그러나 계속 소주천을 돌리면서 대장에 의식으로 기(氣)의 압력을 주게되면 변이 잘 나오게 된다.

소주천을 시작할때는 누구나 상기(上氣)가 얼굴에 올라오게 되어 얼굴이 붉게 되고 부푸는 느낌이 오게 되나 오래 수련하게 되면 사라지게 된다.

- 소주천(小周天)으로 건강한 체질과 잠재능력이 개발된다.

앞으로 인간생활은 우주와 자연환경이 파괴되어 우주공간과 지구가 생명력을 잃게 되는 시대가 가까이 오고 있다. 모든 인간과 생명체들은 지속력을 가질 수 있는데 어려움과 고난과 고통이 따르게 될 것으로 예측되고 있다. 생활의 수단이 어려운 경제여건에서 이겨나가야 잘 살게되는 시대에 접어들고 있어 우리는 노력과 근면만으로는 충족된 생활을 하기 어려운 시대로 접어들고 있다.

또한 나 자신을 개발하지 않으면 뒤떨어지는 생활을 하여야 하는 시대이기도 하다. 이에 대한 대비책은 단학을 수련하여 우선 나 자신부터 병없는 건강한 체질을 만들어서 경쟁시대에 적응할 수 있는 능력개발을 해야 한다는 것이다. 이러한 힘을 기르는 것이 단학의 수련이며, 기(氣)의 수련으로 우주의 기의 능력을 얻어 창의력을 발휘할 수 있는 나를 개척해 나가는 잠재능력의 힘을 개발하는 것이 단학에서 우주의 기(氣)를 갖는 것이다.

지금 일부 젊은 세대들이 편의주의에만 의지하고 있는데, 나를 개발하는 마음과 미래의 희망을 정확히 찾아 나가야 할 것이다. 편의주의에만 의존한다면 결국 개척정신을 상실하게 되어 자기 개발능력을 상실하게 되고 만다. 즉 시대변화에 적응하지 못하는 인생으로 전락하게 될 것을 말하는 것이다.

단학은 이렇게 경쟁적으로 치닫는 시대에서 스트레스와 과도한 경쟁으로 인한 정신적 육체적 과로로 예기치 못한 병에 걸리거나 의욕과 희망을 잃고 자포자기하여 타락한 인생을 살아나가는 사람들을 기(氣)로써 구제하여 사회에 쓸모있는 인생으로 바꿔 낙오된 정신과 마음을 회복시키고 잠재능력을 개발시키는데 그 뜻이 있는 것이다.

이러한 단학을 수련하기 위해서는 자기생활을 유지하면서 여유있는 시간을 이용하여 건강과 정신능력을 개발하기 위한 도인법(導引法)과 단전호흡법(丹田呼吸法)을 거르지 말고 매일 하루에 저녁시간이나 새벽시간을 이용하여 가부좌나 또는 의자에 앉는 자세로 30분에서 40분 정도 띄우지 말고 매일 무념무상으로 수련하되 처음에는 도인법을 20분 정도 하고 다음에는 단전호흡을 수련하여 우주의 기를 단전에 쌓이게 하면 건강도 지키고 정신능력을 개발하는 두 가지 일을 하게 되는 것이다.

단학은 종교가 아니다. 사람이 우주사상을 본받고 우주의 기를 몸에 지니어 몸속의 선천적 기와 합치게 수련하면 작게는 기의 활용능력을 발휘하여 자신이 가지고 있는 기능이나 특기를 우월하게 발굴하여 자신을 쓸모있게 개척하게 되고 다음에는 더불어 국가나 사회를 발전시키는 원동력이 될 수 있는 능력을 만들게 되는 것이다.

크게 말한다면 고도의 기의 활용능력으로 나 자신을 우주에 환원(還元)시켜 3차원의 세계를 벗어나 4차원의 세계를 출입하여 다가오는 미래와 앞일을 알게 되고 나를 개척하는 경지에 이르게 되면 신선이 될 수 있고, 신선이 안되면 건강한 체질로 바뀌게 된다.

또한 우주와 출입하여 신통력을 지닐 수도 있고 우주와 합도를 이룩하여 영생불사도 이룰 수 있다고 한다. 우주의 기를 얻게 되는 것은 우주의 에너지를 얻는 것인데, 단전호흡을 통하여 그 기를 단전에 들어오게 하여 사람의 기와 우주의 기가 합도를 이루게 되는 것이다. 이런 단계에서 몸에 기가 들어오면 기혈을 원활히 통하게 하여 몸에 새로운 생동력을 주는 것이다.

기를 이용하는 마음가짐은 우주의 진리적 이치를 깨달아 하늘의 뜻과 나 자신의 도리를 알아야 하고 그것을 믿고 수련하여 체험하는 것이다. 기를 이용하는 데는 지(知), 신(信), 행(行)이 있어야 하는 것이다.

단학을 국가 차원에서 활용한다면, 기가 몸에 많이 축적되면 염력(念力)의 기가 생기는데 만일 국가대표 운동선수가 몸에 기를 지녀 기 수련자가 되면 염력(念力)으로 70~80%의 능률을 올릴 수 있어 유능한 선수가 될 수 있을 것이다.

단전호흡의 초보 수련단계에서는 마신(魔神)이 생기게 되는

데 여기에는 정신(正神)과 마신(魔神)이 있는데 바른 마음을 가지고 수련하면 정신(正神)이 인도하고 정당하지 못한 마음을 가지면 마신(魔神)이 방해하게 된다. 또한 도에는 정당하게 나아가는 수행길인 정도(正道)와 그릇된 길로 나아가 개인의 이익만을 추구하는 사도(邪道)가 있다. 바른 길을 찾아 지성껏 수행을 하면 정신이 도와 바른길로 인도하고 있으나 간혹, 마신의 길로 빠지게 되면 신벌을 받게 되기도 한다.

또한 구불가장자(口不可狀者:말로 표현할 수 없는 상태)나 필불가기자(筆不可記者:글로 표현하여 쓰기 어려운 상태) 혹은 이보(耳報:누군가 귀에 무슨 말을 하는 것) 등의 느낌을 받기도 한다. 이런 경우 수련자는 "나는 통했다"하며 크게 기뻐할 수 있으나 특히 마신의 방해를 염두에 두어야 한다.

소주천(小周天)의 단계에서는 기괴(氣塊)가 생기기도 하지만 대주천에 입문하게 되면 기괴는 없어진다. 끊임없는 수련으로 임독맥을 돌리면 강력한 기의 압력이 생겨 기괴는 육체속으로 들어가게 되어 건강한 체질로 바뀌게 되고 잠재능력이 생기게 된다.

11

대주천(大周天)의 과정

    소주천으로 기를 임독맥(任督脈)으로 돌려 기괴(氣塊)가 형성되면 운동을 하지 않아도 기의 압력이 솟아오르게 되며 오장육부, 근육, 동맥, 정맥 신경세포, 모세혈관까지 모든 육체가 꿈틀거리며 들썩거리게 된다. 사람에 따라서 여러 가지 도술을 나타내기도 하고 그렇지 않은 사람도 있다. 그러나 누구나 오래 살수 있고 건강한 체질은 유지할 수 있다. 또한 분신(分身:내 모습과 같은 육체의 모습을 공중에 나타내는 도술)의 경지에 오르게 되며 우주와 합도(合道)[81]하여 우주와 교통도 하게 된다. 영계(靈界)[82]에도 출입이 가능하게 된다.

---

81) 합도(合道):우주와 같은 길을 걷게 되는 것

대주천의 단계에 들어서게 되어 기를 오행연기법과 임독맥 기행법으로 오랫동안 돌리게 되면 대주천으로 입문하게 되는 것인데 들이마시는 숨과 내쉬는 숨의 길이가 길어지게 되면 단전에 강한 기의 압력이 생겨 그 압력에 의하여 의식이나 마음을 주는 곳에 기(氣)도 따라가게 된다.

이 정도 기의 수련이 이루어지면 이보(耳報:귀에서 소리가 나는 현상)의 경지가 오게 되는데 이해하기 어려운 무슨 말이 귀에서 들린다. 이는 천이통(天耳通)의 시작이 되는 것이다. 또한 대주천이 시작되면 피부로도 호흡이 가능하며 마음의 눈이 생기게 되어 마음의 눈으로 오장육부의 움직이는 모습을 마음의 눈으로 볼 수가 있게 된다.

대주천에서는 기가 하단전(下丹田:복부의 단전)과 상단전(上丹田:인당혈, 백회혈)에 머물게 된다. 그래서 단전 또는 머리에 기의 압력이 생기게 되는 것이다. 이 단계에서는 십이정경(十二正經:손, 발, 방광 등 오장육부에 맥이 통하는 12가지 경로)과 기경팔맥(奇經八脈:인체의 각 기관에 기능, 활동, 연락, 작용, 통제를 하는 여덟가지의 맥)에 의식과 마음으로 기를 보낼 수 있게 된다. 이러한 능력으로 병을 치료하기도 하고, 기가 돌게 되면 만병을 예방할 수 있게 된다. 기가 가는 곳에

---

82) 靈界 : 영혼의 세계. 즉, 사람이 죽게되면 육신은 바람과 흙과 물과 불로 사라지게 되고 정신은 공중에 머물게 되는 세계

신도 가게 되고 혈도 가게 되어 건강을 유지하게 되며 병도 예방할 수 있게 된다. 이것은 기에 강한 압력이 생겨 가능할 수 있는 것이다.

다시 한번 말하자면, 소주천으로 오랫동안 임맥과 독맥에 기를 돌리게 되면 기의 압력이 강해져 전신에 기를 의식으로 보내어 모든 병을 예방하고 온몸이 어린아이처럼 부드럽고 유연해지며 늙지 않고 오래 살 수 있는 체질로 바뀌게 되며 우주 어느 곳이고 기를 보낼 수 있는 경지가 되는 것이 대주천의 경지가 되는 것이다. 대주천에서는 십이정경과 기경팔맥에 기를 보낼 수 있게 되며 우주와 교통할 수 있게 되는 것이다. 인체의 구조는 우주형성의 구조와 우주운행 과정과 일치가 된다. 즉, 인간은 우주의 축소판이라 할 수 있다. 이것을 설명할 수 있는 것이 십이정경과 기경팔맥이다.

다음에서는 십이정경[83]과 기경팔맥을 그림을 통하여 설명하고자 한다.

---

83) 십이정경(十二正經) : 우주의 기를 먼저 기경팔맥(奇經八脈)에 보낸 다음 대주천(大周天)으로 수련하는 것이다. 십이정경의 맥(脈)은 오장육부가 사지에 기맥(氣脈)이 연결되어 있어 우주의 기를 십이정경을 통하여 건강한 체질로 변화시키는 것이다.

1. 십이정경(十二正經)의 수태음폐경(手太陰肺經)

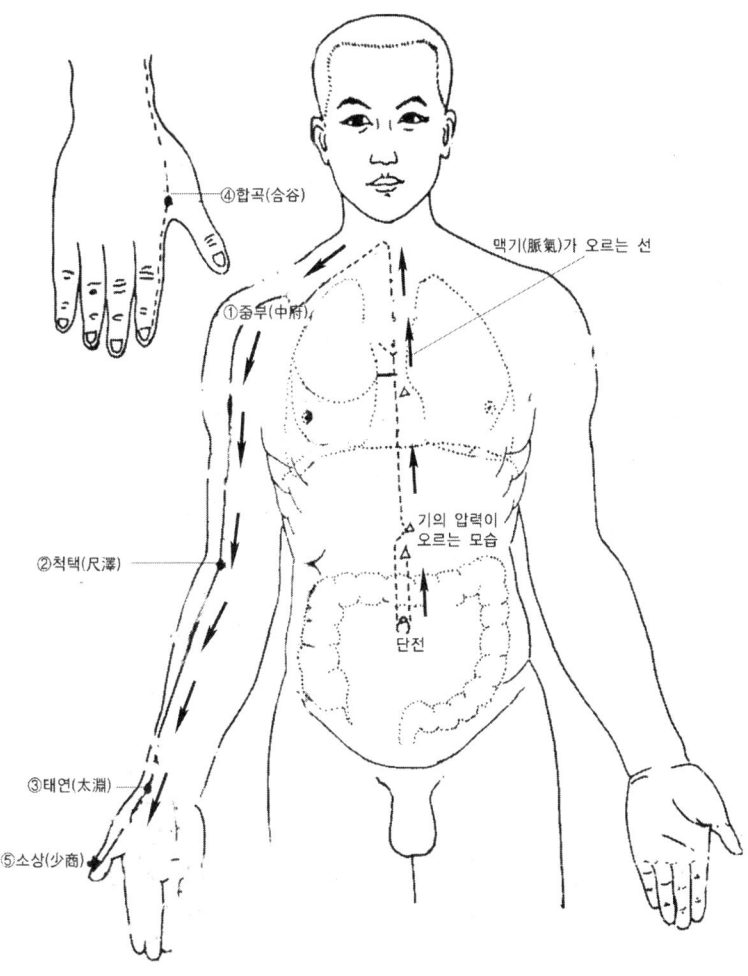

• 방법 : 먼저 의식을 강하게 폐(肺)에다 주며 손바닥으로

약하게 두들겨 준다. 다음에 강한 의식을 ①중부(中府)에 주며 인지의 손톱으로 ①②③④의 혈을 강하게 눌러준다. 그러면 맥기는 각 혈(穴)에 머물게 하며 ②척택(尺澤)과 ③태연(太淵), 손바닥의 ⑤소상(少商)까지 가게 된다.

좌측 팔뚝에는 오른쪽 인지의 손톱으로 ①중부(中府), ②척택(尺澤)과 ③태연(太淵), ④합곡(合谷)을 3초간 누르는 것이다. 10회 실시한다. 우측 팔뚝도 왼쪽 인지의 손톱으로 같은 요령으로 3초간 누르는 것을 10회 실시한다.

- **효과** : 호흡기질환에 효과가 있다. 선천적 천식에 효과가 있다. 폐기능을 활성화시킨다. 기침, 견비통, 손발이 저리고 찰 때 효과가 있다. 대상포진, 오십견을 예방한다.

의식을 가슴에다 주는 경우에는 원활한 호흡으로 많은 산소가 공급되어 폐활량이 좋아진다, 심장의 기능이 좋아져 혈액순환이 원활해진다.

※ 사람의 발, 손, 머리, 눈, 코, 입 등 인체를 움직이게 하는 맥(脈:줄기)은 오장육부의 기능과 연결되어 있다. 그러므로 사람의 모든 병은 탁한 피로 혈액순환이 안되어 맑은 피를 공급받지 못하는 것이 원인이 된다. 식이요법으로는 잡곡밥, 과일, 채소를 많이 먹고, 많이 씹고, 여유있게 식사를 하며 소식을 하는 것이 좋다.

2. 십이정경(十二正經)의 수양명대장경(手陽明大腸經)

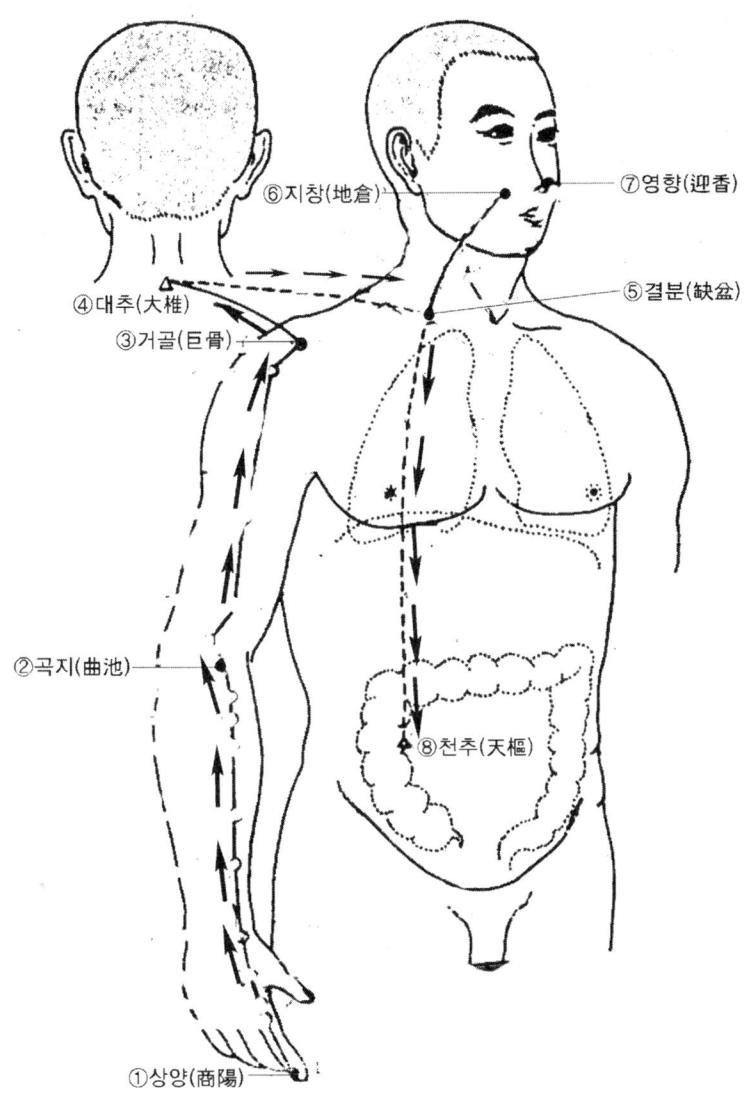

11. 대주천의 과정 _ 215

• **방법** : 의식으로 기(氣)를 ⑤결분(缺盆)에 주며 인지의 손톱으로 찌른다. 그러면 맥기(脈氣)가 ⑧천추(天樞)로 내려가게 된다. ①상양(商陽)은 대장(大腸)과 맥기(脈氣)가 통하고 있으므로 오른손 인지로 왼손 인지의 ①상양(商陽)을 눌러서 맥기(脈氣)를 ②곡지(曲池)로 오르게 한다. 그러면 맥기(脈氣)가 ③거골(巨骨)을 지나 ④대추(大椎)까지 오르게 된다. 다음에 의식으로 ④대추(大椎)에 있는 맥기(脈氣)를 ⑤결분(缺盆)에 이동시켜 다시 ⑥지창(地倉)으로 오르게 한다음 ⑦영향(迎香)까지 끌어올린다.

대주천(大周天)의 경지에 오르게 되면 사람의 선천적 기(氣)와 우주의 기(氣)가 합치된 기가 존재하며 사람의 기의 압력이 강해지게 되어 우주의 기가 조금씩 사람의 육체에 스며들게 된다.

• **효과** : 편두통, 치통, 쉰 목소리, 손의 마비증상, 눈, 코, 귀에 이상이 생겼을 때, 역류성 식도염증이 있을 때, 또는 피부질환이 있을 때에 대장, 소장, 위 등에 염증이 있을 때 맥기(脈氣)를 보내면 치료가 된다. 또한 탈장을 예방하고 변비를 예방한다. 식이요법으로는 생수와 과일, 다양한 채소를 많이 먹어야 대장이 튼튼해진다.

3. 십이정경(十二正經)의 족양명위경(足陽明胃經)(1)

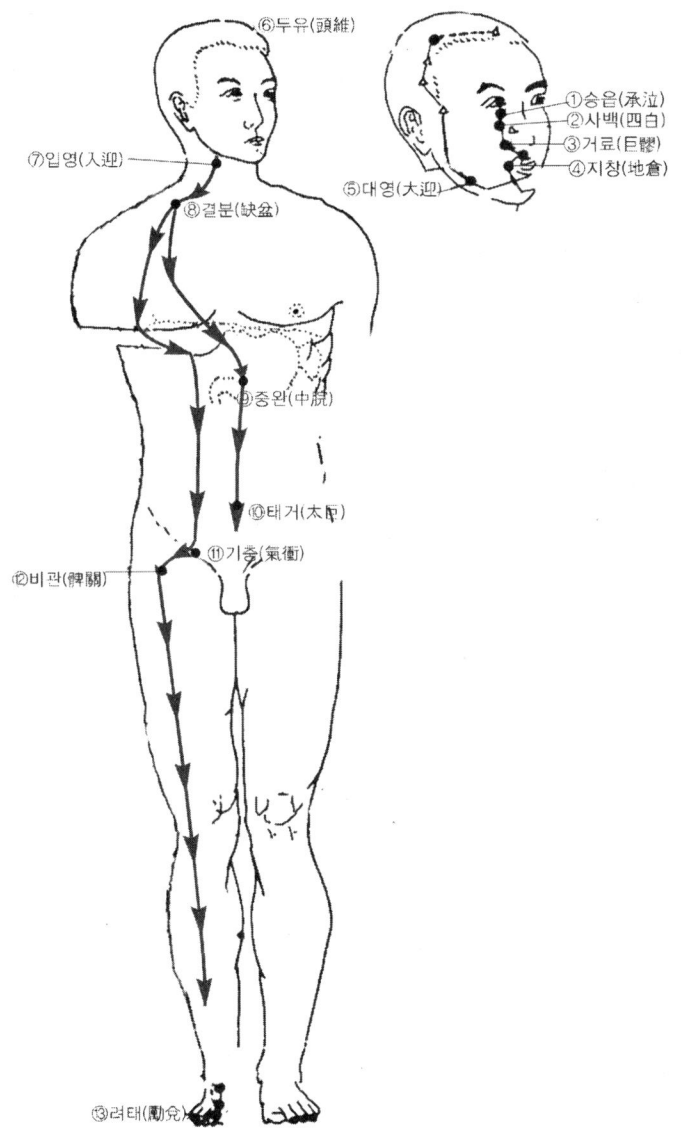

• **방법** : 수양명대장경(手陽明大腸經)의 방법과 같은 요령으로 의식으로 기를 임맥의 시작이 되는 ①승읍(承泣)[84]에 둔다. 단전에 채워진 기의 압력에 의하여 맥기(脈氣)는 ②사백(四白)으로 내려와 ③거료(巨髎), ④지창(地倉)까지 내려오게 된다. 여기서 다시 맥기(脈氣)를 ⑤대영(大迎)에 이동시켜 ⑥두유(頭維)까지 오르게 한 다음 여기서 강한 의식으로 맥기를 머물게 한 다음 ①승읍(承泣)에 머문 기(氣)는 다시 ⑦입영(入迎)으로 내려와 ⑧결분(缺盆)에서 머물게 한다. 여기서 맥기의 일부는 다시 분리되어 ⑨중완(中脘)까지 내려온 다음 ⑩태거(太巨)를 거쳐 ⑪기충(氣衝)으로 내려와 ⑫비관(髀關)으로 빠져 다시 기의 압력으로 ⑬려태(勵兌)까지 맥기를 내려오게 한다.

이 경로가 진행되는 동안 오른쪽 인지끝으로 ①승읍(承泣) ②사백(四白) ③거료(巨髎) ④지창(地倉) ⑤대영(大迎) ⑥두유(頭維) ⑦입영(入迎) ⑧결분(缺盆) ⑨중완(中脘) ⑩태거(太巨) ⑪기충(氣衝) ⑫비관(髀關) ⑬려태(勵兌)까지 차례로 3초동안 눌러주는 것을 10회 실시한다.

• **효과** : 위와 비장과 심장, 대장, 소장, 간과 폐 등에 관계가 있다. 소화불량, 편도염증, 우울증 정신분열증의 증세가 있을 때, 노이로제가 일어날 때 해소기침, 천식에 효과가 있다.

---

84) 한방에서는 임맥의 시작이 승읍이라 하고, 단학에서는 백회(百會)에서 시작한다고 한다.

4. 십이정경(十二正經)의 족태음비경(足太陰脾經)(2)

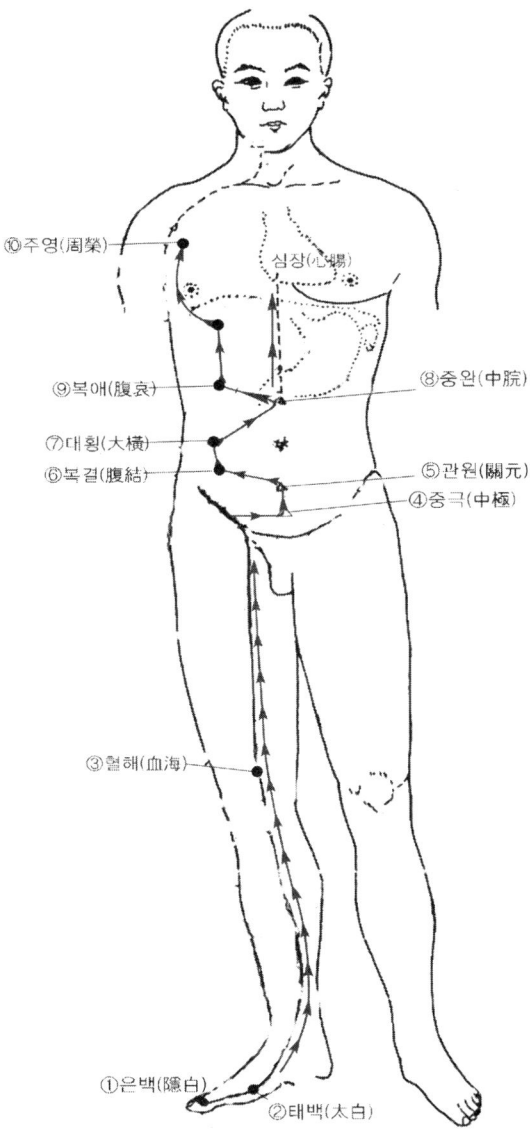

• **방법** : 비장은 입맛과 냄새, 향기 등 쓰고 달고 식욕 등을 감지하는 기관으로서 위장과 직접적인 관계를 맺고 있다.

미각을 감지하는 맥기는 은백에 몰려있다. 우선 의식을 ①은백(隱白)에 주는 것이다. 그러면 맥기는 의식을 주는 혈(穴)에 따라 ②태백(太白)과 ③혈해(血海)를 거쳐 ④중극(中極)과 ⑤관원(關元), ⑥복결(腹結), ⑦대횡(大橫), ⑧중완(中脘), ⑨복애(腹哀) ⑩주영(周榮)까지 오르게 된다. 식욕부진, 십이지장, 장염, 혈액병을 조절해주는 기관이다.

두 번째는 의식을 비장이 위치한 대횡(大橫)에 준다, 각 혈(穴)에 3초 간격으로 10회 실시한다.

• **효과** : 냄새를 잘 맡게 되어 식욕을 돋운다. 십이지장궤양(十二指腸潰瘍)질환을 예방한다. 소화능력을 촉진시킨다. 빈혈을 예방한다. 소변분리를 조절해준다. 월경불순에 도움이 된다. 근육에 영양을 공급한다. 혈액에 기름기(혈전)이 생기지 않게 조절해준다.

5. 십이정경(十二正經)의 수소음심경(手少陰心經)

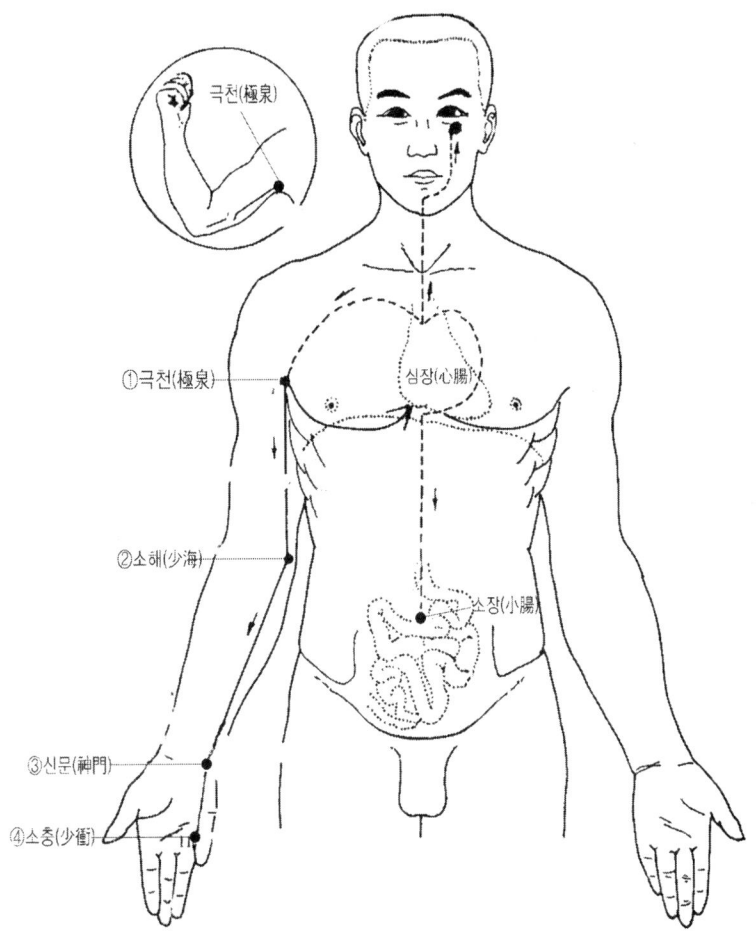

• 방법 : 의식을 강하게 ①극천(極泉)에 주어 의식으로 맥기(脈氣)가 ②소해(少海)를 거쳐 ③신문(神門)을 지나 ④소충(少

衝)에 머물게 하고 다음에 의식을 심장(心腸)과 소장(小腸)에 주어 서로 음양관계(陰陽關係)가 있으므로 심장과 소장의 기능을 도와주어 기능이 활성화된다. 이곳에 의식을 주며 지속적으로 손바닥으로 심장과 소장을 두들겨 준다. 그러면 혈액순환을 이루게 하여 건강한 생명체를 유지시키는 것이다. 이것은 대주천(大周天)의 경지가 되어야 가능한 것이다.

• **효과** : 동맥과 정맥의 혈액공급을 원활하게 해주어 동맥경화, 혈전, 부정맥, 혈압을 조절해준다. 심장, 소장, 방광경, 위경은 서로 음양관계가 있으므로 서로가 기능을 잘 조절시킴으로 심장병이 발생하지 않는다. 가슴, 혀, 심장, 정신 방면의 기능이 좋아진다.

승읍(承泣)의 기능을 강화시켜 백내장, 녹내장 등을 예방한다.

6. 십이정경(十二正經)의 수태양소장경(手太陽小腸經)

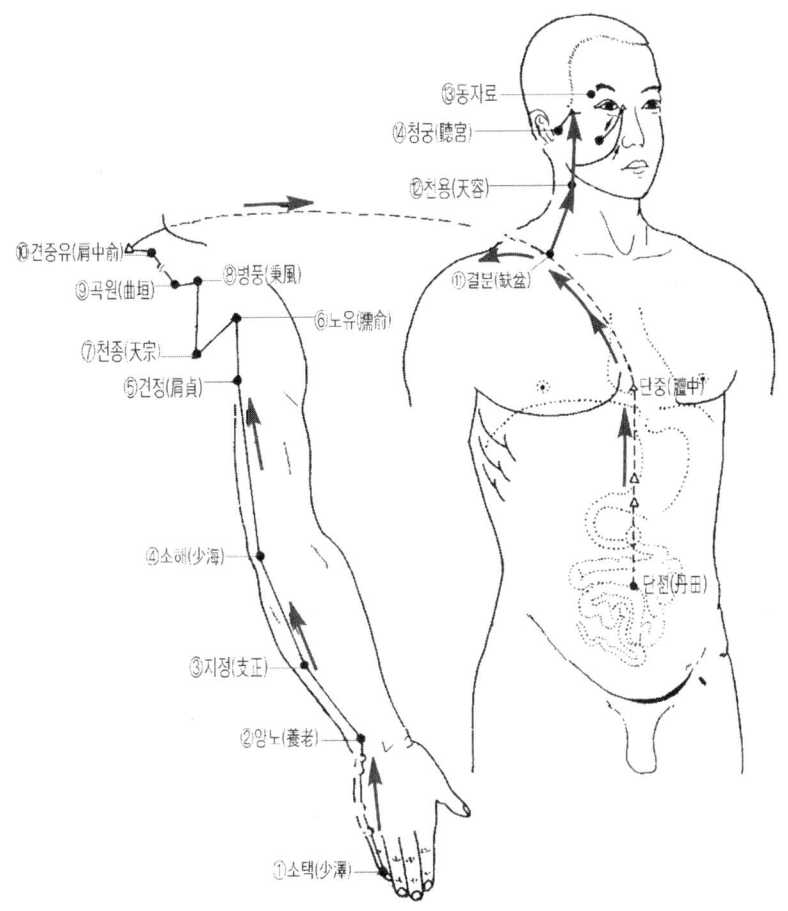

- 방법 : 강한 의식으로 맥기(脈氣)를 ①소택(少澤)에 주는 동시에 이곳에 머문 맥기를 ②양노(養老), ③지정(支正), ④소

해(少海), ⑤견정(肩貞), ⑥노유(臑俞), ⑦천종(天宗), ⑧병풍(秉風), ⑨곡원(曲垣), ⑩견중유(肩中俞)까지 오르게 한다. 가다음 3초동안 맥기를 ⑩견중유(肩中俞)에 머물게 강한 의식을 준 다음에 다시 그 맥기를 ⑪결분(缺盆)에 보내는 동시에 단전에 머문 맥기도 ⑪결분(缺盆)에 합치시킨다. 그 다음 맥기를 ⑫천용(天容)에 올리고 그다음 ⑬동자료(瞳子髎)에서 ⑭청궁(聽宮)까지 올린다. 각 혈(穴)에다 3초동안 눌러주는 것을 10회 실시한다.

• 효과 : 소장(小腸)은 심장과 비장에 맥기가 연결되어 각 기관의 기(氣)를 주고 받는 관계가 유지된다. 위장에서 소화된 영양분은 비장으로 보내져 전신에 공급되고, 신장(腎臟)의 기능은 한편으로는 혈액을 걸러내어 찌꺼기를 분리시키고 소변으로 배출시키고 한편으로는 뼈에 피를 공급하고 있다. 신장의 기능 중에서 혈액을 잘 걸러내지 못하면 투석을 해야한다. 기를 이용하여 혈액을 원활하게 순환시켜 머리와 기관지, 눈, 귀의 기능을 도와준다. 또한 소장의 기능과 신장의 기능을 유지시켜준다.

7. 십이정경(十二正經)의 족태양방광경(足太陽膀胱經)

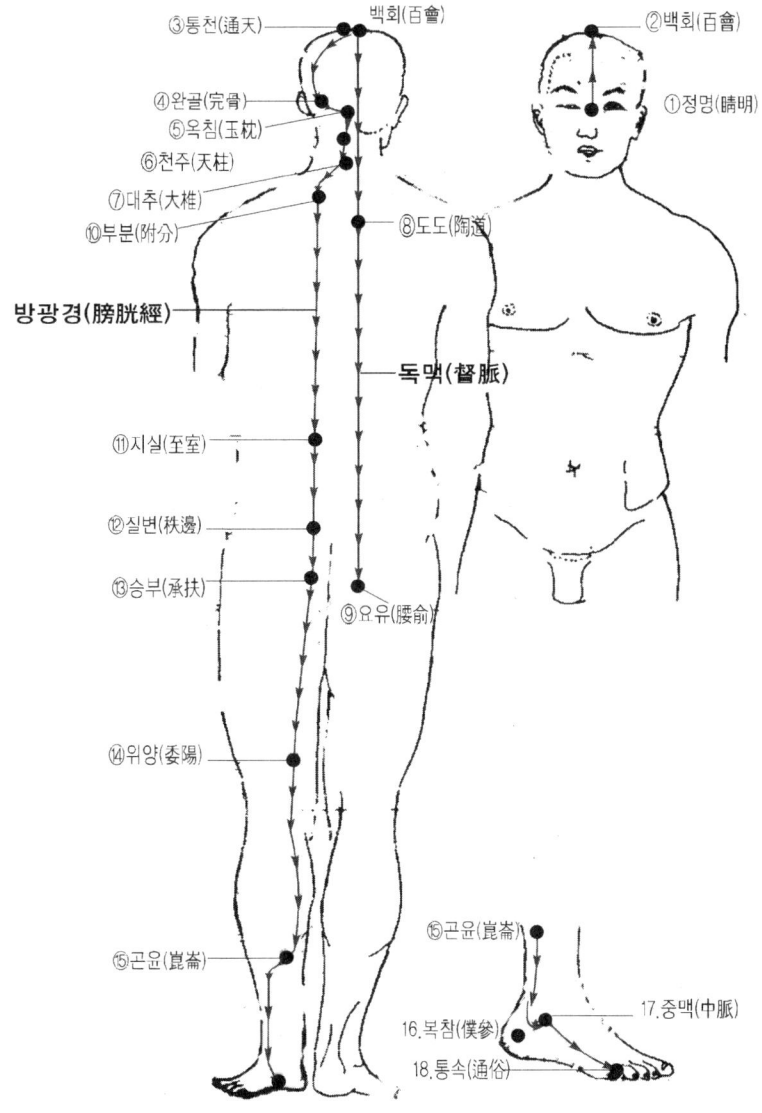

• **방법** : 의식을 ①정명(睛明)에 주어 정명(睛明)에 머문 맥기를 의식으로 독맥의 ②백회(百會)에 있는 맥기와 만나게 한다음 백회에 머문 맥기를 ③통천(通天)으로 보내게 한다. 다음 ③통천(通天)에 머문 맥기를 ④완골(完骨:이 혈(穴)은 족소양 담경에 속한 곳이다)로 보낸 다음 ⑥천주(天柱)로 보낸다. ⑥에서는 맥기를 3초간 머물게 의식을 집중하면 기의 압력이 강해지게 되어 맥기의 일부는 독맥의 ⑦대추(大椎), ⑧도도(陶道)로 가게 된다. 다음에 ⑨요유(腰俞)까지 맥기를 가게 한다. 맥기가 여기까지 오면 허리 통증이 없다. 다음에 ⑥천주(天柱)에 머문 맥기를 의식으로 ⑩부분(附分)으로 내린다. 그다음 ⑪지실(至室), ⑫질변(秩邊), ⑬승부(承扶), ⑭위양(委陽), ⑮곤윤(崑崙), ⑯복참(僕參), ⑰중맥(中脈), ⑱통속(通俗)까지 맥기를 내려가게 한다. 각 혈(穴)에다 3초간 눌러 주는 것을 10회 실시한다.

• **효과** : 눈에 맥기가 들어와 신경(神經)과 기혈이 통하게 되어 눈병, 난시, 백내장, 녹내장, 결막염 등을 예방한다. 방광과 신장의 기능이 좋아져 소변이 잘 배설되며 동물성 지방을 과다섭취하지 않으면 전립선비대증을 예방한다.

두통, 축농증, 생식기질환, 정신질환, 좌골신경질환, 허리디스크, 신경협착증을 예방하고 각기병, 류마티스 관절염을 예방한다.

8. 십이정경(十二正經)의 족소음신경(足少陰腎經)

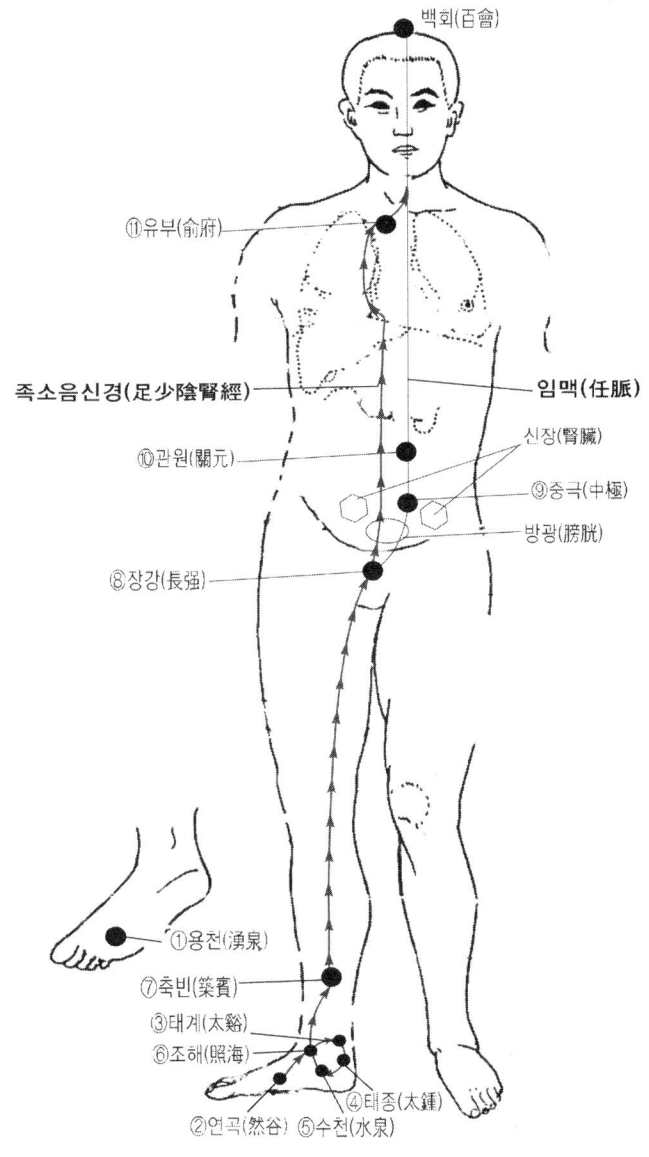

• **방법** : 발바닥의 중심부에 있는 ①용천(湧泉)에 의식을 주어 맥기를 ②연곡(然谷)으로 올라가게 하여 ③태계(太谿), ④태종(太鍾), ⑤수천(水泉), ⑥조해(照海)를 거쳐 ⑦축빈(築賓)을 지나 독맥의 ⑧장강(長强)과 합류하게 하여 맥기를 신장(腎臟)과 방광(膀胱)을 통하게 한다. 신장과 방광은 서로 음양관계를 유지하고 있다. 또한 서로 기능을 도와준다. 한편으로는 경락(經絡)[85]은 임맥의 ⑨중극(中極)과 ⑩관원(關元)에서 나타나게 되며 폐, 심장, 간의 맥기의 흐름을 원활하게 소통시키고 있다. 또 한편은 발바닥에 있는 용천혈(湧泉穴)은 땅의 기운을 받아 백회(百會)로 올리는 도중 독맥에 속한 장강(長强)에서 갈라져 임맥의 족소음신경으로 맥기가 올라가 ⑪유부(俞府)를 거쳐 신장의 기능을 도와주는 동시에 정신력, 정력강화, 기억력, 사고력의 기능을 도와주는 역할을 하고 있다. 뿐만 아니라 의식으로 백회는 하늘의 기(氣)를 받아 용천(湧泉)에 보내고 용천(湧泉)은 땅의 기(氣)를 받아 백회(百會)로 올린다. 각 혈(穴)을 3초간 눌러주는 것을 10회 실시한다.

• **효과** : 용천(湧泉)과 백회(百會)에 맥기(脈氣)가 통하게 되어 건강한 체질개선이 이루어진다. 초기의 무릎관절이나 허리의 신경협착증, 퇴행성 관절염에 효과가 있다. 신장(腎臟)의 기능을 활성화시켜 인체근본의 활동력을 강화시킨다. 인간의

---

85) 경락(經絡):오장육부에서 일어나는 병 증세가 피부에 나타나는 자리

기(氣)와 우주의 기(氣)를 합류시켜 원기를 오랫동안 유지시키는 것이다. 시력을 오래 유지시키고 청력의 기능을 도와준다. 사고력, 기억력을 유지시키고 심장의 기능을 좋게 해서 호흡기능이 강화되고 해소기침 예방, 생식기능 강화, 월경불순 방지, 소변불리(不利) 방지와 요통, 복통에 효능이 있다. 전신에 혈액순환을 조절시킨다. 머리와 오장육부의 기(氣)의 압력이 강하게 일어나 뇌경색, 뇌졸중을 예방한다. 혈액순환을 조절하고 근육 혈관의 연동작용(蠕動作用)을 도와 콜레스테롤과 혈전을 분해시키고 노화방지가 된다.

9. 십이정경(十二正經)의 수궐음심포경(手厥陰心包經)

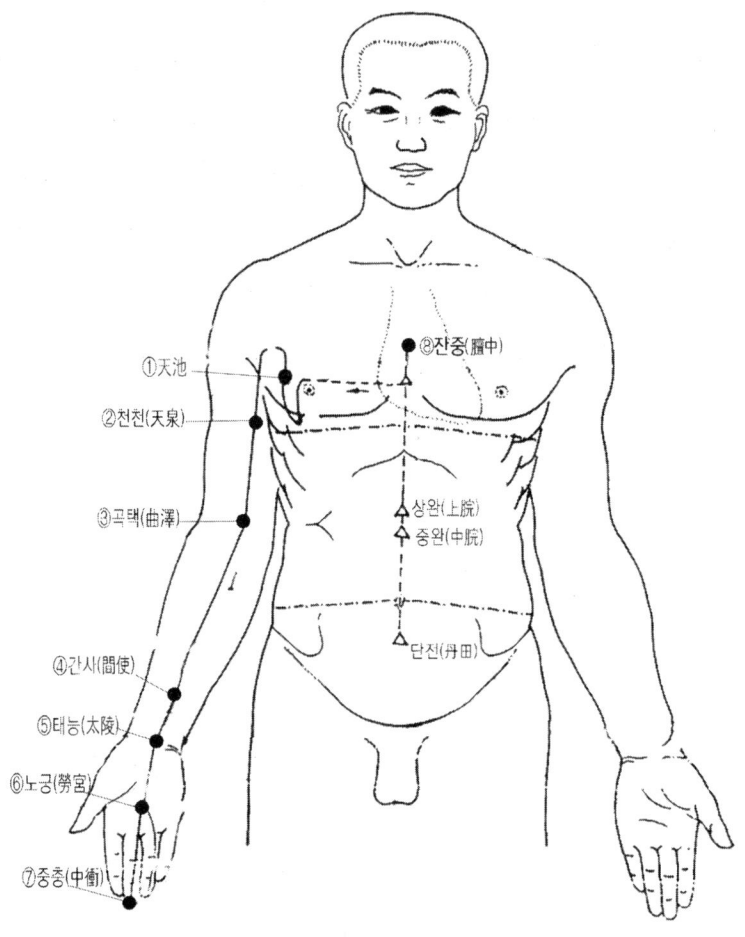

- 방법 : 의식을 먼저 ⑧잔중(膻中)에 둔다. 그리고 오른손

인지의 손톱으로 ①②③④⑤⑥⑦의 혈을 3초 동안 눌러준다. 그러면 기의 압력이 잔중혈(膻中穴)로 올라오게 되어 맥기는 중충(中衝)으로 내려가게 되어 있다. 잔중(膻中)에 저장된 맥기는 ①천지(天池)로 이동하여 ②천천(天泉), ③곡택(曲澤), ④간사(間使), ⑤태능(太陵), ⑥노궁(勞宮), ⑦중충(中衝)에 맥기를 흐르게 하여 삼초(三焦)의 기능을 강화한다. 삼초는 상초(上焦), 중초(中焦), 하초(下焦)가 있다. 특히 심장의 기능을 도와주며 크게는 양기(陽氣)를 담당하며, 또한 호흡, 혈액순환, 갑상선, 임파선, 소화기계통을 담당하고 있다.

중초(中焦)는 육신의 중간에서 내부 각 기관의 기능을 보호하며 음식물을 흡수하여 위에서 소화의 기능을 도와준다. 하초(下焦)는 신장의 기능을 도와주며 대, 소변을 배설시킨다.

• **효과** : 혓바닥의 기능이 둔해져 언어장애를 일으켜 말을 더듬는 사람에게 효과가 있다. 얼굴의 모세혈관의 혈액순환을 조절해준다. 심기(心氣)를 안정시키고, 가슴이 답답하거나 피곤한 사람에게 효과가 있다. 정신을 맑게 해주며 특히, 삼초(三焦)의 맥기는 심장(心臟)을 보호하여 호흡곤란, 위장장애 대소변 불편에 효과가 있다.

10. 십이정경(十二正經)의 수소양삼초경(手少陽三焦經)

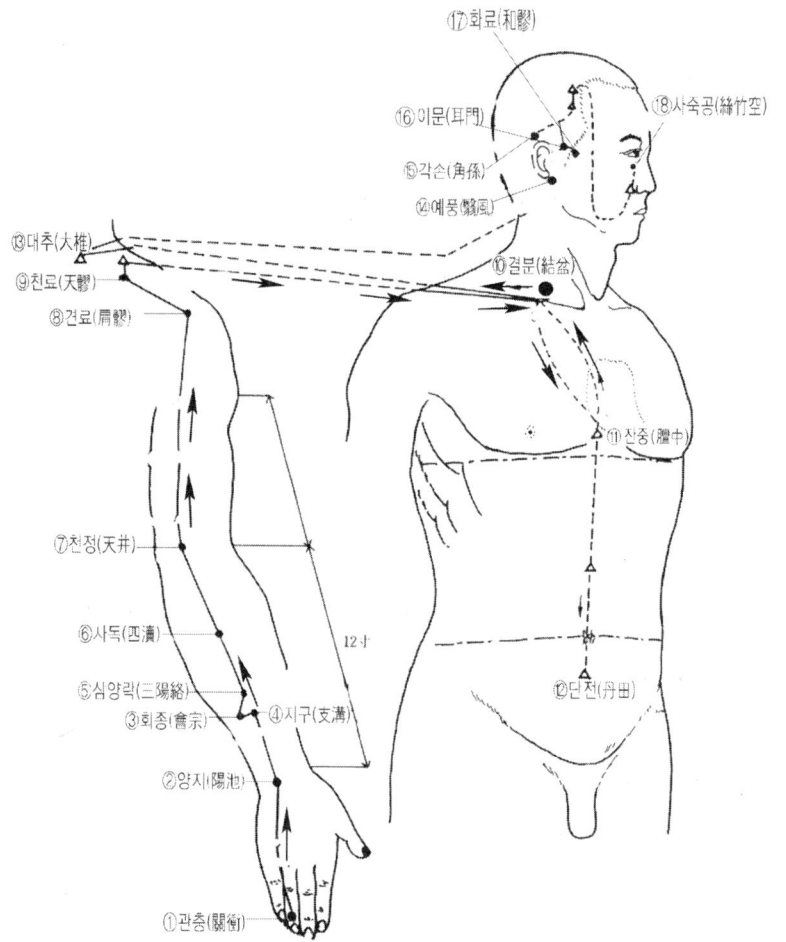

• 방법 : 먼저 의식을 ①관충(關衝)에 둔다. 그러면 맥기(脈氣)는 ②양지(陽池)를 거쳐 ③회종(會宗), ④지구(支溝), ⑤삼

양락(三陽絡), ⑥사독(四瀆), ⑦천정(天井), ⑧견료(肩髎) ⑨천료(天髎)에까지 오게 된다. 맥기는 여기서 분리되어 ⑩결분(缺盆)86)까지 오게 되고 여기서 아래로 내려와 ⑪잔중(膻中)에서 머물게 된다. 잔중(膻中)에 머문 맥기는 심장을 한 바퀴 돌아 결분(結盆)으로 오르게 하여 그곳에 머물게 한다. 결분(缺盆)에 머문 맥기를 의식으로 독맥의 ⑬대추(大椎)에 보낸 후 ⑭예풍(翳風), ⑮각손(角孫), ⑯이문(耳門), ⑰화료(和髎)에서 ⑱사죽공(絲竹空)으로 보낸다. 이 과정을 되풀이하며 각 혈(穴)을 3초간 눌러주는 것을 10회 실시한다.

• **효과** : 삼초(三焦)중 상초(上焦)에서는 호흡과 혈액순환을 담당하고, 중초(中焦)에서 소화기(消和器)계통을 담당하고 하초(下焦)에서는 대소변의 배설작용을 서로 도와준다.

쉽게 말해 호흡조절과 혈액순환, 소화기능, 대소변 배설작용의 기능을 도와주어 신진대사작용이 잘되어 오장육부의 기능을 활성화시켜준다.

---

86) 결분혈(缺盆穴)은 족단명위경(足胆明胃經)에 속해있으며 왼쪽 어깨 부위에서 오른쪽 기사혈(氣舍穴)로 90도로 구부러진 곳이다. 발과 팔, 위장의 기능을 도와준다.

11. 십이정경(十二正經)의 족소양담경(足少陽膽經)

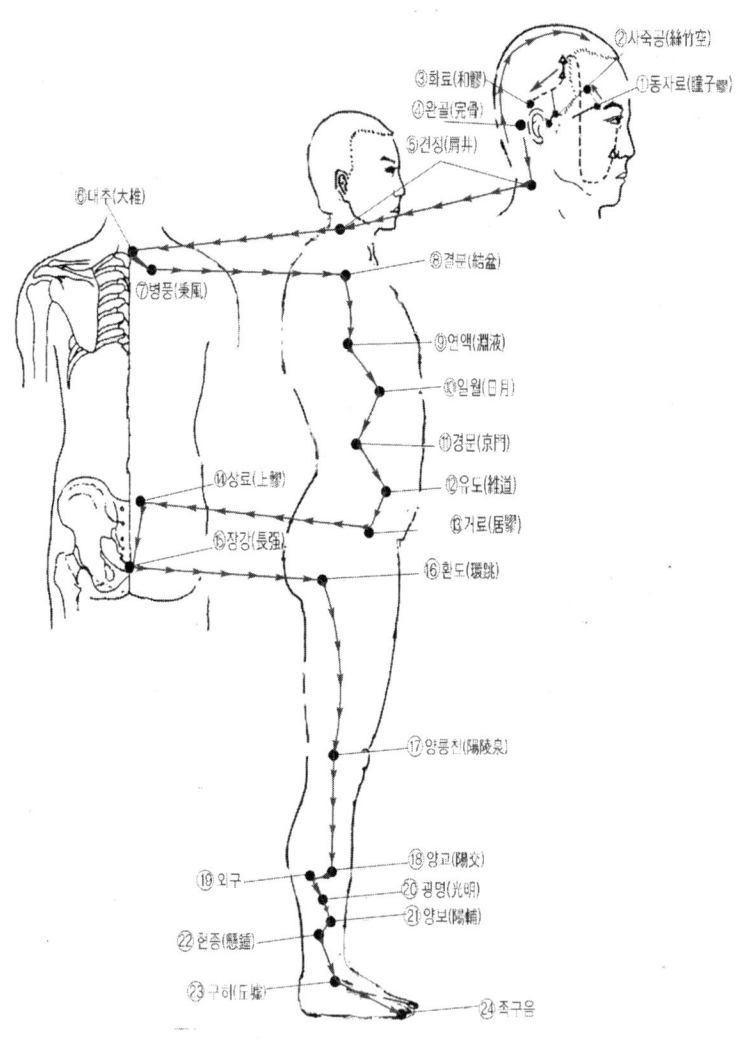

- 방법 : 먼저 의식으로 맥기를 ①동자료(瞳子髎)에서 시작하

여 ②사죽공(絲竹空)으로 보내되 ③화료(和髎), ④완골(完骨), ⑤견정(肩井)을 거쳐 독맥의 ⑥대추(大椎)에 맥기를 가게 한다. 다음 삼초경(三焦經)의 ⑦병풍(秉風)을 거쳐 위경(胃經)에 소속된 ⑧결분(缺盆)에 의식을 주어 맥기를 들어가게 하는 것이다. 결분(缺盆)은 위경과 담(膽)경과 밀접한 관계를 가지고 서로의 기능을 도와 다리까지 기능을 활성화시키고 위장을 자극하여 위의 기능을 도와준다.

다음 맥기를 상하(上下)로 순환시키는 것은 의식을 ①동자료(瞳子髎)에다 준 다음 ㉔족구음(새끼발가락)까지 내려가게 했다가 다시 정맥(靜脈)을 통하여 심장으로 들어오게 한다음 다시 동맥(動脈)을 통하여 ①동자료(瞳子髎)에서 시작하여 ㉔족구음까지 이런 식으로 맥기를 순환시키는 것이다. 각 혈을 인지의 손톱으로 3초간 눌러준다. 이것을 10회 실시한다.

• 효과 : 담(膽)과 간(肝), 심장(心臟)과 밀접한 관계를 유지하며 각자 그 기능을 도와주고 있다. 특히 위와 쓸개의 기능을 활성화시키고 있다. 두통, 치질, 눈병, 얼굴색의 변화, 귀에서 소리가 나는 이명현상, 편두통, 황달을 예방한다. 혈액순환을 도와 좌골신경통을 예방한다. 신경협착증을 예방하고, 호흡을 촉진시키고 피로회복을 도와준다.

12. 십이정경(十二正經)의 족소양간경(足少陽肝經)

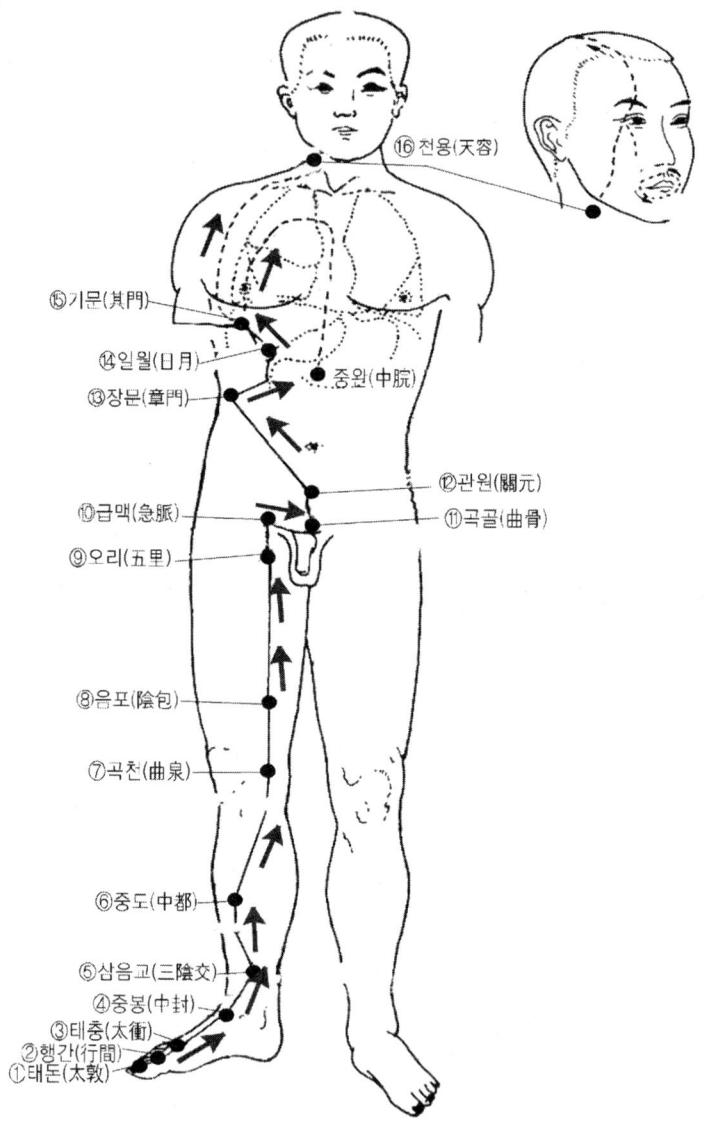

• **방법** : 먼저 의식으로 맥기를 ①태돈(太敦)에 주어 맥기가 폐(肺), 위(胃), 신장(腎)에 오르게 하는 것이다. 순서는 ①태돈(太敦), ②행간(行間), ③태충(太衝), ④중봉(中封), ⑤삼음교(三陰交), ⑥중도(中都), ⑦곡천(曲泉), ⑧음포(陰包), ⑨오리(五里), ⑩급맥(急脈), ⑪곡골(曲骨), ⑫관원(關元), ⑬장문(章門), ⑭일월(日月), ⑮기문(其門), ⑯천용(天容)의 순으로 의식으로 맥기를 올리는 것이다. 또 한편으로는 ⑰중완(中脘)까지 맥기가 오게 된다.

• **효과** : 빈혈증에 효과가 있다. 쓸개, 폐, 위, 신장, 뇌의 골수와 음양관계가 있어 그 기능들을 도와준다. 정신질환예방, 두통, 이명, 안질, 황달, 구토, 소화불량에 효과가 있다. 소변이 나오지 않을때도 효과가 있다.

이상은 우주의 기(氣)를 전신에 보내는 방법으로서 십이정경(十二正經)의 설명과 그 효과에 대하여 말하였다. 다음은 인체에 오묘하게 8가지 맥(①독맥(督脈), ②임맥(任脈), ③충맥(衝脈), ④대맥(帶脈), ⑤양교맥(陽蹻脈), ⑥음교맥(陰蹻脈), ⑦양유맥(陽維脈), ⑧음유맥(陰維脈))이 있어 여기에 우주의 기와 인체의 기를 결합시켜 기혈과 원기를 인체에 보내어 건강한 체질을 만드는 기경팔맥(奇經八脈)에 관하여 알아본다.

13. 기경팔맥(奇經八脈)-독맥(督脈)과 임맥(任脈)의 혈(穴)자리

① 독맥(督脈)

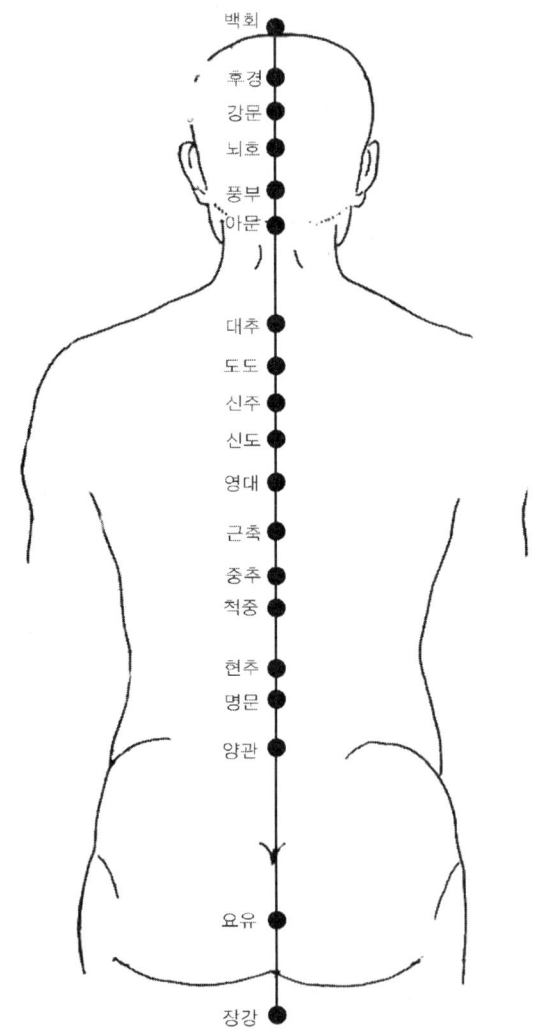

우주의 기(氣)를 먼저 인체에 들어오게 하는 곳은 기경팔맥(奇經八脈)의 임맥(任脈)에 있는 단전(丹田)이며 단전(丹田)에 들어온 기는 독맥(督脈)으로 올라가게 하여 소주천(小周天)을 완성시킨 다음 대주천(大周天)으로 인체에 누구나 있는 8가지 맥이 되는 기경팔맥(奇經八脈)에 있는 ①독맥 ②임맥 ③충맥 ④대맥 ⑤양교맥 ⑥음교맥 ⑦양유맥 ⑧음유맥에 대주천으로 우주의 기를 통하게 하여 육신에 기(氣)를 퍼지게 한다. 그 다음에 오장육부와 연결되는 십이정경(十二正經)의 맥에 기(氣)를 들어가게 하는 것이다.

• **방법** : 의식을 장강에 두면 의식에 따라 단전에서 기의 압력이 일어나 단전에 쌓인 기는 장강에 오르게 된다. 다음에는 의식을 명문에 주고, 이러한 순서로 척중, 신도로부터 백회에 이르기까지 오르게 하는 것이다.

기경팔맥은 소주천(小周天)[87]으로 오랫동안 기를 독맥으로 올리고 임맥으로 내리는 과정을 반복하여 대주천(大周天)으로 들어가게 되면 기를 기경팔맥으로 가게할 수 있다.

• **효과** : 독맥은 임맥과 양기와 음기를 서로 주고 받으며 우주의 기가 병을 예방한다. 특히 양기(陽氣)를 조정 관리하며

---

[87] 기경팔맥(奇經八脈)에서 기(氣)를 임맥과 독맥으로 돌리게 될 때 병을 예방하거나 치유시키는 것을 소주천(小周天), 대주천(大周天)에서만 가능한 것이다. 그러나 독맥, 임맥, 충맥, 대맥, 양교맥, 음교맥, 양유맥, 음유맥으로 기(氣)를 보낼 수 있는 단계는 소주천(小周天), 대주천(大周天)에서만 가능하다.

팔, 다리에 기운을 넣어준다. 허리에 기운을 넣어주어 요통, 허리디스크 예방에 큰 효과가 있다. 심장의 기능을 활성화시켜준다. 황달(黃疸)병에 효과가 있다. 운동신경, 교감신경, 자율신경, 부교감신경의 기능을 도와준다. 내장의 질병과 중풍, 뇌경색에 효과가 있다.

② 임맥(任脈)

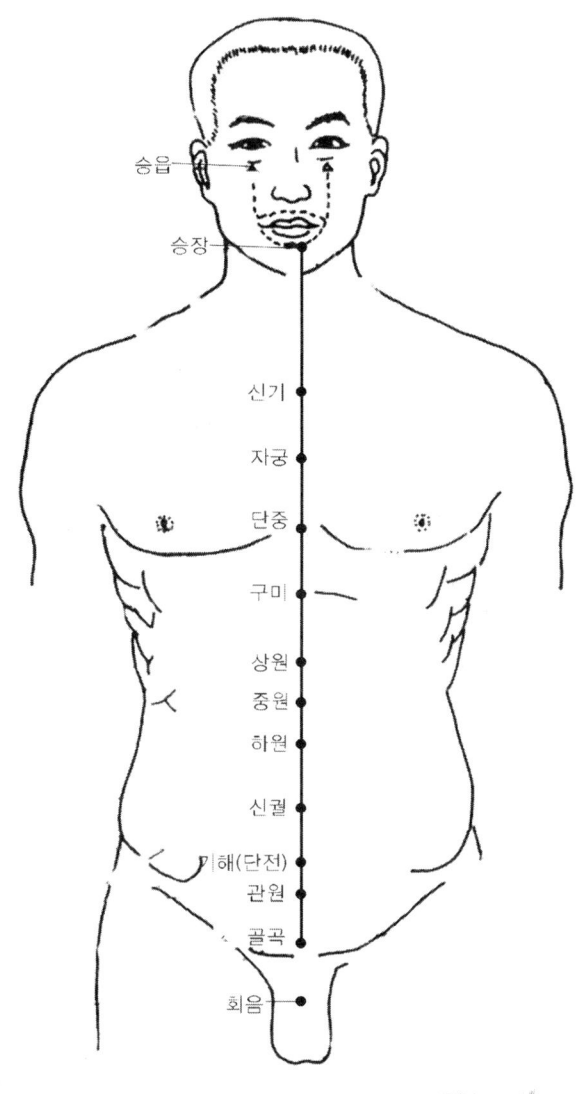

11. 대주천의 과정 _ 241

- **방법** : 의식으로 백회에 머문 기(氣)를 인당으로 내리고 다음은 인중(人中)으로, 그리고 단전(丹田)까지 기(氣)를 내리는 것이다.
- **효과** : 독맥의 양기(陽氣)와 임맥의 음기(陰氣)는 상호간에 기능을 도와주게 되어 심장에 영양을 공급하는 관상동맥(冠狀動脈:심장에 영양을 공급하는 두줄기의 동맥)의 기능을 도와준다. 뿐만 아니라 인체에 혈액을 공급해주는 동맥, 정맥, 모세혈관까지 기의 압력으로 근육, 혈관의 연동작용(蠕動作用)으로 인하여 콜레스테롤(cholesterol)을 분해시켜 맑은 혈액을 공급하여 심장의 기능을 활성화시켜 심장병을 예방한다.

여성의 경우는 15세의 연령에서 월경이 시작되고 50세 이르면 임맥의 기가 허약하게 되어 갱년기에 들어간다.

기(氣)를 오랫동안 임, 독맥으로 돌리게 되면 의식에 따라 기의 압력이 강하게 일어나게 되며 오장육부와 전신을 움직이게 하여 건강한 체질로 개선하게 된다.

③ 충맥(衝脈)

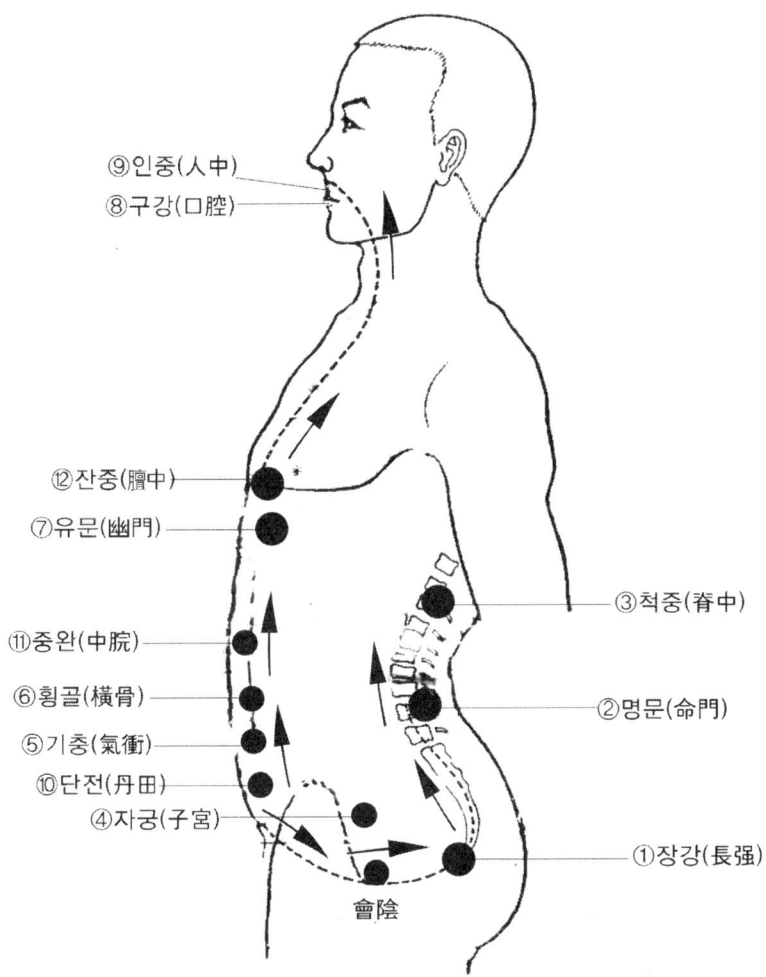

• **방법** : 먼저 의식으로 ⑩단전(丹田)에 채워진 기를 ⑪중완(中脘)에 올리고 다음에 ⑫잔중(膻中)의 가슴속으로 들어가게

한다. 충맥(衝脈)은 족소음신경(足少陰腎經)에 속한 인중(人中)으로 오르게 한다. 그 도중 임맥에 소속된 관원(關元), 한방에서 말하는 ⑥횡골(橫骨)에서 족소음신경과 합류하게 된 기는 거궐혈(巨闕穴)의 가슴속으로 들어가 ⑦유문혈(幽門穴)과 합류하여 입안으로 들어가 기를 목구멍에서 퍼지게 한다.

88)다음에는 의식으로 단전(丹田)에 채워진 기를 남자의 경우는 남근(男根), 여자의 경우는 자궁(子宮)에 충맥(衝脈)의 기를 넣어준다. 그 다음 기를 ①장강(長強) ②명문(命門) ③척중(脊中)까지 올린 다음 허리, 등골, 전 부위에 넣어준다.

• 효과 : 앞서 말한 십이정경(十二正經)과 오장육부의 기능을 서로 도와주어 인체의 발육을 촉진시키고 영양을 공급하고 있다. 여자의 경우에는 충맥(衝脈)에 기가 잘 흐르면 월경이 순조로워 진다.

---

88) 소주천, 대주천에 이르게 되면 항상 기(氣)는 단전(丹田)에 채워져 있는 상태가 된다. 대주천으로 기(氣)를 보내게 되는 곳에는 기(氣)가 방사된다.

④ 대맥(帶脈)

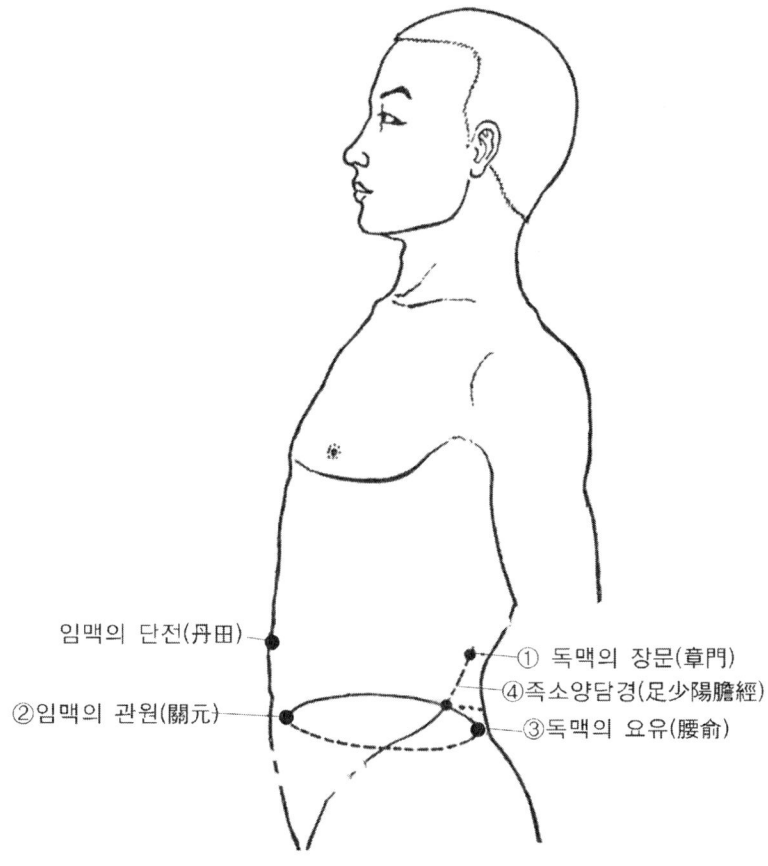

- **방법** : 대맥(帶脈)은 기(氣)를 옆구리, 허리에 한바퀴 돌리는 것이다. 즉, 기를 족궐음간경(足厥陰肝經)의 장문(章門)에다 의식을 주면 기(氣)는 ④족소양담경(足少陽膽經)과 만나게 되어 남녀간에 양기가 좋아져 발기가 잘된다. 그러나 기의 압

력은 단전에서 발생하여 의식으로 맥기(脈氣)를 대맥(帶脈)으로 돌린다. 그렇게 하면 임맥에서는 관원혈(關元穴)과 단전혈(丹田穴)이 꿈틀거리게 되고, 독맥에서는 요유혈(腰俞穴)과 장문혈(章門穴)이 꿈틀거리게 된다.

• **효과** : 허리디스크 예방, 월경불순 방지, 이명이 있을 때 의식으로 기를 대맥(帶脈)으로 돌리면 효과가 있다. 복부비만에 효과가 있고, 오장육부와 허리에 힘을 넣어준다

⑤ 양교맥(陽蹻脈)

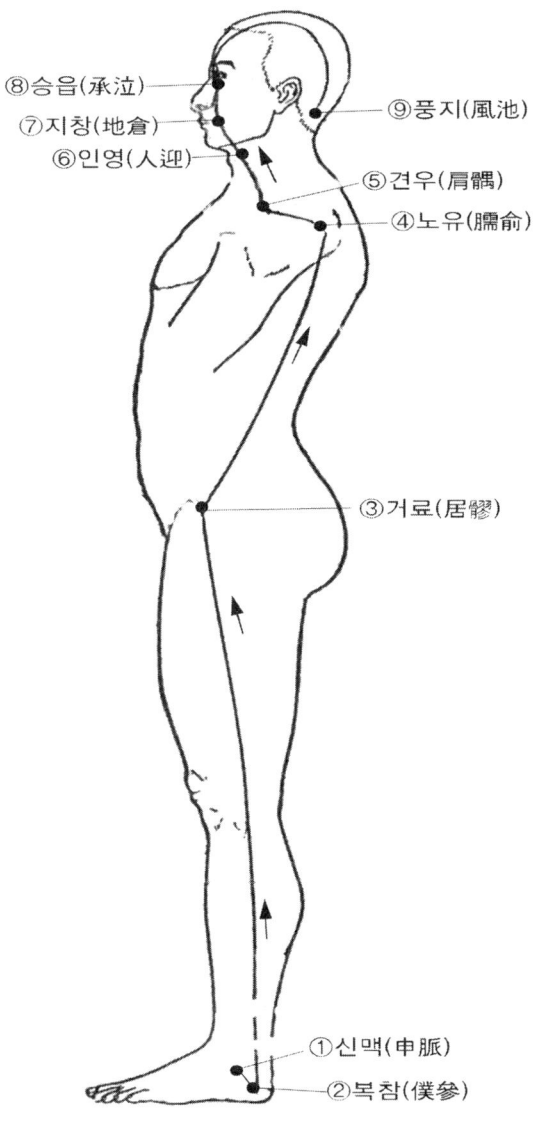

11. 대주천의 과정 _ 247

- **방법** : 양교맥(陽蹻脈)은 의식을 발뒤꿈치 ②복참(僕參)에 주어 맥기(脈氣)를 뒤통수에 있는 독맥의 ⑨풍지(風池)혈까지 올리는 것이다.

먼저 발뒤꿈치에 있는 방광경(膀胱經)에 소속된 신파혈(申脈穴)에 의식을 주어 ②, ③, ④노유, ⑤견우, ⑥인영, ⑦지창, ⑧, ⑨풍지(風池)까지 기를 올리는 것이다. 여기에서 기가 흩어진다.

- **효과** : 육신에 양기(陽氣)를 넣어주어 힘을 나오게 한다. 두통과 식은 땀을 방지하는 효과가 있다. 손발의 마비에도 효과가 있으며 가는귀가 먹지 않도록 예방하고 불면증에 효과가 있다.

⑥ 음교맥(陰蹻脈)

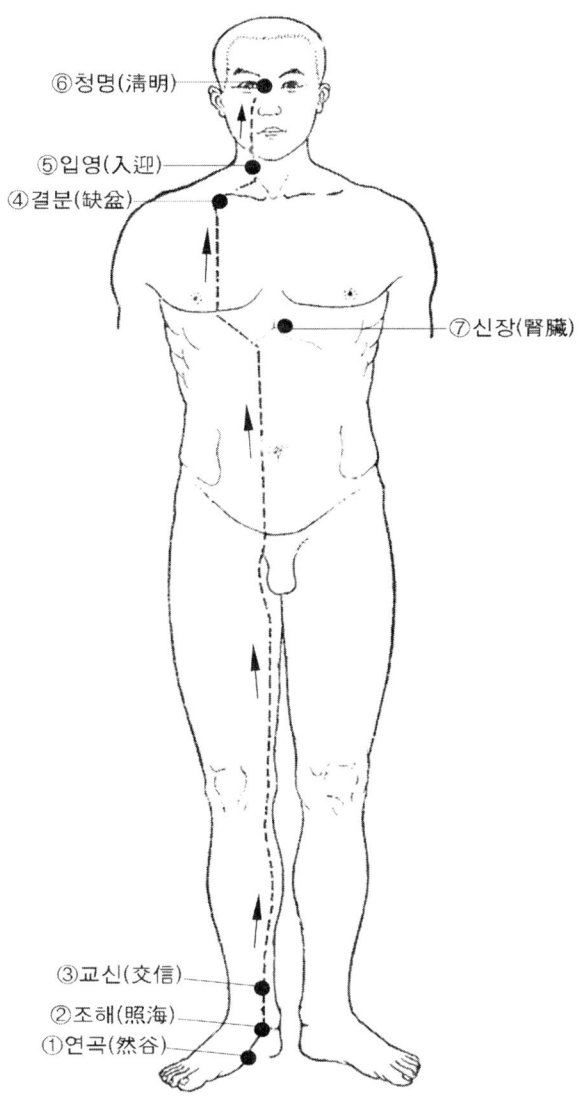

11. 대주천의 과정 _ 249

- **방법** : 음교맥은 의식을 족소음신경(足少陰腎經)에 소속된 ①연곡(然谷)에 의식을 주어 기(氣)를 주입시킨다. ⑦신장(腎臟)과 관계가 되어 서로의 기능을 도와준다. 의식을 먼저 발바닥 중심부에 위치한 ①연곡(然谷)에 주어 기를 주입시키면 ②조해(照海)를 거쳐 ③교신(交信)으로 기를 올라간다. 거기서 다리의 장딴지, 허벅지의 안쪽을 따라 신장(腎臟)을 지나 가슴을 거쳐 어깨에 있는 ④결분(缺盆)혈을 지나 목에 있는 ⑤입영(入迎)혈에서 족태양경(足太陽經)과 수태양경(手太陽經)이 음교맥과 서로 만나며 뇌(腦) 속으로 들어가 정신을 맑게 하고 모든 동작의 기능을 활성화시킨다.

- **효과** : 눈을 밝게 하고 생동감있는 정신을 만든다. 신장의 기능과 팔다리의 기를 조절해주며 특히 육신에 음기(陰氣)[89]를 많이 주입시키고 있다. 즉, 양기가 부족하더라도 숨어있는 기운, 또는 뒤에 남아있는 기운을 나오게 할 수 있다는 것이다. 팔, 다리, 전신의 기운이 떨어지더라도 음기(陰氣)가 남아있어 움직일수 있고, 신장(腎臟)의 기능도 잘 되어 배설을 도와준다. 황달병, 정신이 혼미하거나 대소변 불량, 졸음증에 효과가 있다.

---

89) 음기(陰氣) : 단학에서 말하는 음기는 몸속에 숨어있는 기를 말한다. 나중에 양기(陽氣)로 변하여 나오게 된다.

⑦ 양유맥(陽維脈)

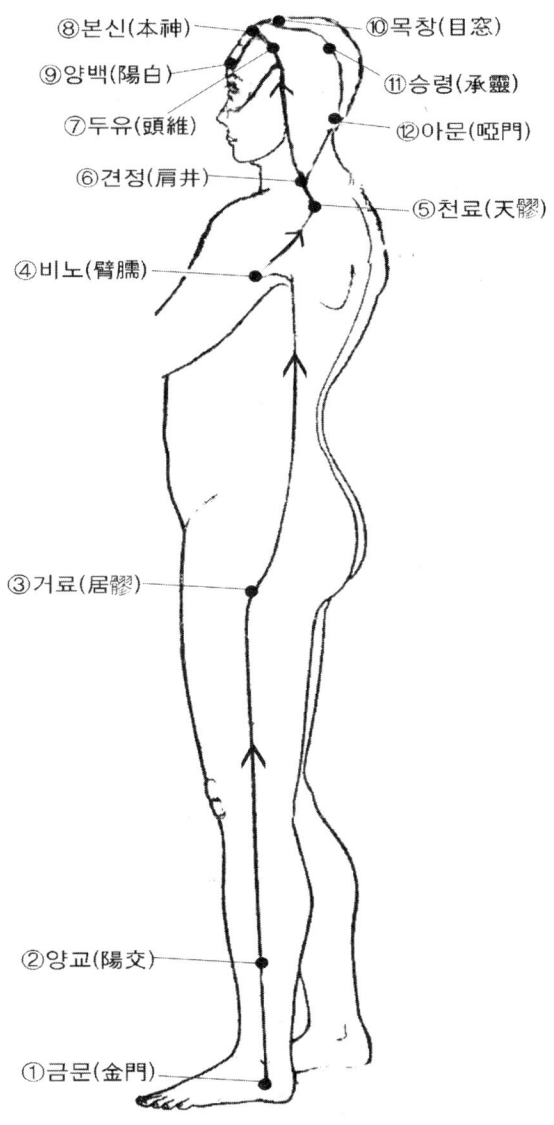

- **방법** : 양유맥은 족태양방광경(足太陽膀胱經)에 소속된 ① 금문(金門)혈에 의식을 주어 기(氣)를 ②, ③, ④, ⑤, ⑥, ⑦, ⑧, ⑨, ⑩, ⑪을 거쳐 독맥의 ⑫아문(啞門)혈까지 오르게 하는 과정이다.
- **효과** : 한축이 나서 춥고, 열병이 일어날 때 양유맥에 기를 넣어 아문(啞門)까지 올리면 치료가 된다. 주로 열병, 도한(몸이 허해 양기가 빠지는 땀), 편두통, 오한, 사대육신이 아플 때 치료가 된다. 팔다리가 뻐근할 때도 효과가 있다.

⑧ 음유맥(陰維脈)

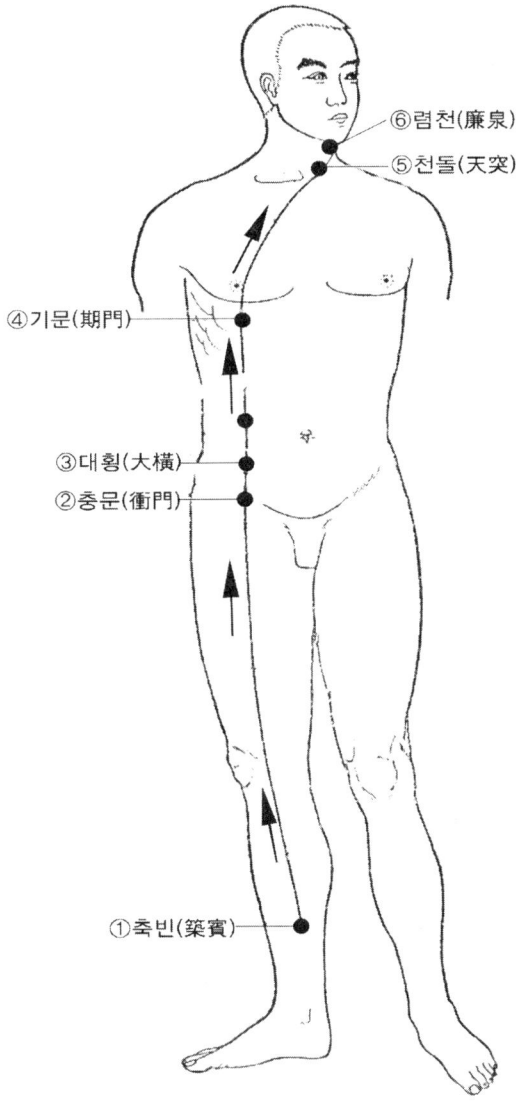

- **방법** : 음유맥은 의식을 먼저 족소음신경(足少陰腎經)에 속한 ①축빈(築賓)혈에 기를 주입시키기 시작하여 ②충문(衝門) ③대횡(大橫) ④기문(期門) ⑤천돌(天突) ⑥렴천(廉泉)혈까지 오르게 한다.
- **효과** : 삼음경(三陰經)은 삼초경(三焦經:상, 중, 하초) 즉, 신경, 가슴, 호흡기관은 상초(上焦)에 속하고, 위장, 방광, 신장, 소장 등은 중초(中焦)에 속하며 대장 등은 하초(下焦)에 속한다. 각 기관의 기능을 조절해준다.

※ 십이정경(十二正經)과 기경팔맥(奇經八脈)에 우주의 기(氣)를 주입시키는 효과

단전호흡을 하면서 우주의 에너지를 폐에 주입시켜 원활한 산소를 공급시키는 사람은 단전호흡을 하지 않는 사람보다 특별하게 자연에서 나오는 산소를 기의 압력이 작용되어 이로인해 폐의 활발한 기능을 작용시켜 심장에 우주의 기가 들어오는 정맥(靜脈)과 동맥(動脈)의 흐름이 빨라져 보통사람보다 혈액이 연동작용으로 원활한 흐름이 되어 혈액이 맑아지게 되어 모세혈관까지 혈액순환이 잘된다. 따라서 병균의 침입을 막아준다. 여기에 식이요법을 병행하면 육체에 맑은 혈액을 공급하여 주름이 생기지 않아 크게 늙지 않고 건강한 체질을 오랫동안 유지하게 된다.

※ 대주천과정에서 출신(出神) : 기가 공중으로 나가는 과정

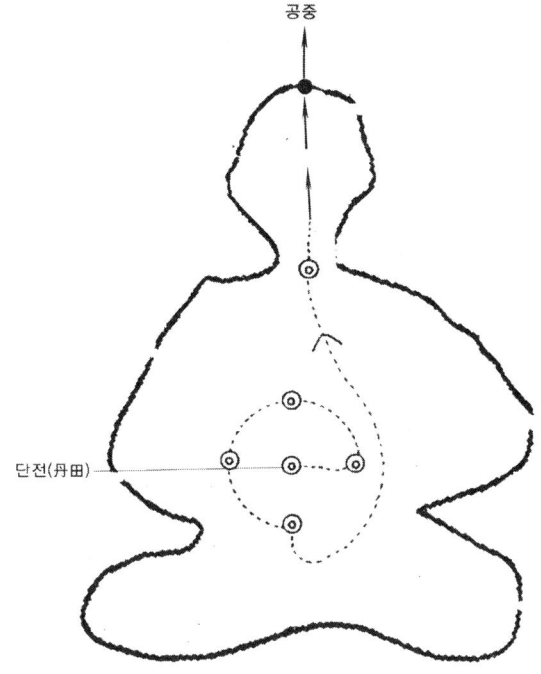

　기의 활용능력을 고도로 수련하면 압력이 강력하게 되어 기(氣)를 자유롭게 어느 곳이고 보낼 수 있다. 즉, 신기(神氣)로 변하게 된다. 이러한 신기를 의식으로 공중이나 외부에 내보내게 되면 신기는 백회혈(百會穴)을 뚫고 잠깐동안 외부로 나가게 된다. 이러한 기의 능력이 생기게 되면 앞으로 세상에 일어나는 일을 우주선을 통하여 알 수 있는 능력도 생기게 된다. 또한 신기를 외부로 내보내어 먼 곳에서 일어나고 있는

일과 그 사정도 감지할 수 있고 다른 사람의 마음도 꿰뚫어 보기도 하고, 경우에 따라서는 사람의 앞으로 다가오는 좋은 일 나쁜 일도 짐작하게 되어 그 사람의 위험한 고비를 피하게 해주기도 하고 구출해주는 능력도 생기게 된다. 출신은 짧은 시간 동안만 실행하여야 한다. 여기서 출신의 활용능력을 추가해서 설명하자면 다음과 같다.

대주천 과정에서 출신(出神)의 단계에서는 의식으로 신기(神氣)를 백회(百會)를 통과시켜 공중으로 빠져나가게 하는 염력파급술(念力波及術)로 소원하는 일을 성사시키는 사람도 있다. 이 과정은 과거에 행적이 도덕적으로 올바르고 여러사람들에게 좋은 일을 한 실적이 있어야 하고 욕심이 없어야 한다.

소주천 대주천을 수련할 때 우주대령(宇宙大靈)에 대하여 지(知), 신(信), 행(行)의 마음과 정신으로 실행에 옮겨야 하는 것이다. 말하자면 우주의 기가 온 몸에 가득 차 있는 사람이라면 우주의 힘을 빌려 오묘하게 이용할 수 있다는 것이다. 우주의 도(道)에는 움직이는 것과 고요히 있는것의 사이에 무궁무진한 변화가 있기 때문이다.

대주천을 오래 수련한 사람이 염력파급술을 이용하여 우주대령에게 고하는 주문은 다음과 같다. 이 주문을 익울때는 인적이 없는 조용한 곳에서 고하여야 한다.

主帝主一神 於皇上帝 降衷于下民 昭昭 感應 降我 靈旨
주제주일신 어황상제 강충우하민 소소 감응 강아 영지

授我 永龜 天下之能事 畢 天地 其永有所 衣賴 홍길동에게
수아 영구 천하지능사 필 천지 기영유소 의뢰

漏盡通 煉神還虛 至氣 授我 日夕 乾乾至氣之神 感應大化
누진통 연신환허 지기 수아 일석 건건지기지신 감응대화

하소서.

이와 같이 우주대령에게 한번은 하늘에다 고하고 두 번째는 땅에다 세 번째는 우주만물에다 고하는 것이다.

※ 대주천과정에서 입신(入神)

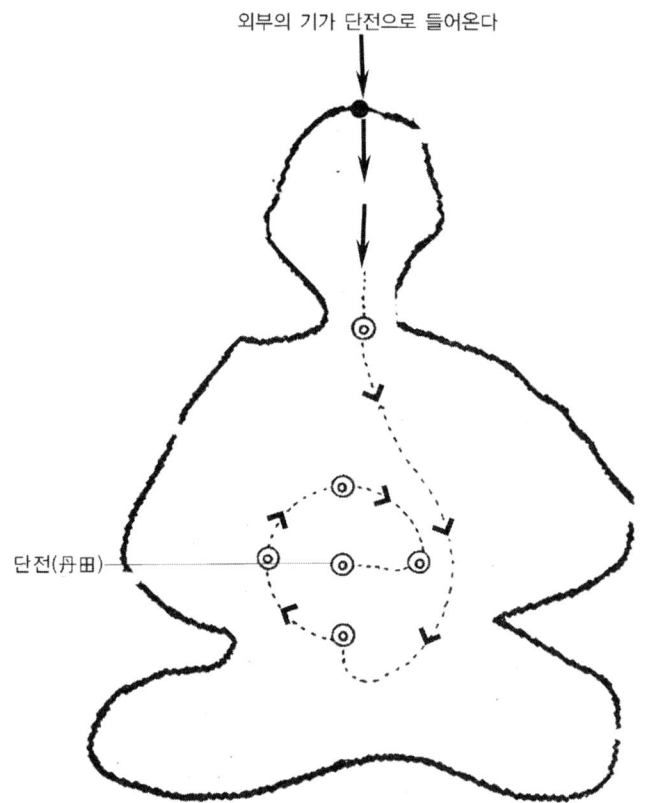

의식으로 기가 출신(出神)하여 공중이나 외부에 신기(神氣)를 내보내게 되면 의식으로 다시 신기를 단전에 들어오게 하는 것이다. 입신(入神)으로 앞으로 일어나는 일과 외부의 사정을 파악하여 신기(神氣)를 단전에 들어오게 하여 바깥사정을 알아내는 것이다. 이는 고도의 기의 활용능력을 수련한 사람이 가능한 것이다.

※ 분신(分身) : 의식으로 자신을 분리시켜 공중으로 띄워 보내는 것

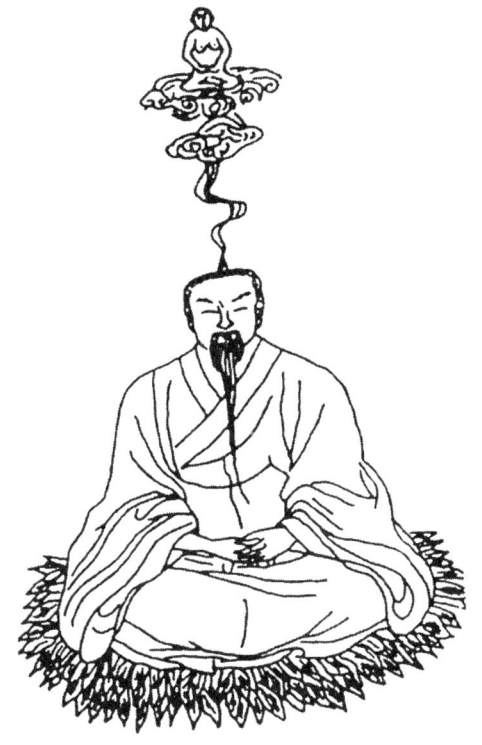

의식으로 나의 육신을 백회(百會)를 통하여 공중으로 내보내며 우주대령(宇宙大靈)을 만나게 하는 것이다.

여기서 우주와 교통관계가 이루어지기 시작하는 것이며 우주대령과 의사소통도 가능하다.

출신, 입신, 분신은 모두 날씨가 청명한 날에 실시하여야 한다. 신기(神氣)는 조금도 때가 묻지 않은 청명한 우주의 기와 사람의 선천적 기가 명합(明合)되어 사람의 기(氣)가 되는 것이다. 대주천에 이르게 되면 정신세계에서는 우리가 현상에서 볼 수 없는 하늘의 신비한 별들이 초롱초롱 반짝이면서 여러 가지의 형태를 갖춘 신비하고도 말과 글로 표현할 수 없을 정도가 되어 나타나게 된다. 이때에는 내가 가지고 있는 기(氣)로 인해 인간최고의 경지가 되는 환희의 기쁨과 즐거움을 어디에다 비유할 수 없는 경지가 되어 무중생유기[90](無中生有氣 : 없는 데서 있는 것이 나오게 된다)의 우주의 도(道)와 사람의 의식이 명합된 경지가 되어 비몽사몽간에 하늘의 신비한 별들이 보이게 되며 나를 비쳐준다.

소주천, 대주천의 경지에서는 성격이 변화되어 모든 일에 긍정적으로 대처하게 되고 자연자태한 품위의 모습으로 바뀌게 된다. 아무리 위급한 일이 다가오더라도 자연스럽게 대처할 수 있는 정신력이 발휘되어 위급한 사항을 원만히 처리하는 능력이 나오게 된다.

---

[90] 무중생유기(無中生有氣) : 기는 보이지도 않고 볼수도 없다. 그러나 기가 들어온 사람은 몸속에 기가 들어와 기의 활동을 느껴 알게된다.

부 록

Ⅰ 여러 사람들께 드리는 말 Ⅰ

1. 급변하는 세상 속에서 살아가는 사람들과 바른 국민의 식을 갖게 하기 위하여

 모든 사람들이 같이 살아가야 하는 생활 속에서는 밤이 되면 자야하고 날이 밝아지면 일어나 국가, 사회의 번영을 생각하는 사람들이 있는가 하면 나와 더불어 가족생계와 경제를 위하여 끊임없이 노력과 활동을 반복하는 사람들도 있고 먹을 것을 구하러 길거리를 헤매는 사람들이 있고, 병마에 시달려 고통속에서 살아가는 사람들, 부귀영화를 누리며 사는 사람, 안빈낙도(安貧樂道)[91]하며 살아가는 사람, 기업활동 속에서 사는 사람 등 다양한 사람들이 섞여서 세상을 살아가고 있다.
 이런 다양한 사람들이 사는 세상 속에서 가장 으뜸이 되는 화두는 건강한 생활과 행복한 생활안정일 것이다.
 세월의 흐름에 따라 육신은 늙어가고, 세월 따라 살다보면

---
91) 안빈낙도(安貧樂道) : 가난해도 즐겁게 사는 길

건강에 대한 에너지가 소모되는 줄도 모르고 의욕과 욕구가 앞서 평생을 허덕이며 살다가 가는 사람들이 대부분이다. 살면서 가장 슬픈 일은 건강을 잃는 것이고, 가장 행복한 삶은 병고에 시달리지 않고 평생을 건강을 유지하며 살아가는 일이라 해도 과언은 아니다.

과다한 욕심은 자기도 모르는 사이에 건강을 잃게 할 수도 있고 또한 너무 열심히 앞만 보고 달려가거나, 자신도 모른 부당한 의식적 행위로 건강을 해치는 경우도 있다. 그러지 않기 위해서는 우선 의, 식, 주가 해결되면 안분지족(安分知足)[92]할 줄 알아야 한다.

노후대책의 일환으로 사업을 해 자본축적을 하려는 사람들도 많지만, 많은 사람들이 실패하기도 하고, 그로 인하여 건강을 잃기도 하는 것이다. 그러니 노후대책으로 자본을 축적하면서 과도하게 심신을 혹사하여 건강을 잃기보다는 현재 있는 것에 만족을 하고 내 몸이 늙기 전에 육신을 수련하여 우주의 에너지를 지녀 평생동안 건강한 체질로 만드는 것이 노후를 위한 확실한 방법이 될 수도 있다는 말이다. 또 하나는 일부 사람들 중에는 불만과 불평에서 나오는 바르지 못한 심신의 행위가 건강을 해치는 경우도 허다하게 나타나고 있으며, 물질주의와 편의주의에 집착하고 살다가 미래에 다가올

---

[92] 안분지족(安分知足) : 편안한 마음으로 자기분수를 알고 현재에 만족하는 것.

정신문명의 시기에 적응하지 못하고 낙오자가 될 수도 있기 때문에 국가와 기업들도 모두 물질주의에 집착하지 말고 정신문명에 대비하여 함께 분투 노력하는 의식적인 자세가 필요할 것이다.

그러므로 자기 생각과 능력과 운명에만 기대지 말고 운명을 개척하는 정신에서 기(氣)의 소주천(小周天) 수행으로 잠재된 능력을 얻어 성사시키는 방법을 나의 기 수련에서 얻은 경험으로 말할 수 있다.

2. 식이요법으로 영양분 섭취 조절

　물질주의가 급격히 발달하면서부터 각종 식품이 다양하게 개발되고 발전하여 시장에 유통되고 있다. 건강식품도 마찬가지이다. 어떤 사람은 건강식품을 잘 못 복용해 병에 걸려 병원신세를 지기도 하고, 성장기의 청소년에게 과다한 영양분이 함유된 음식을 많이 먹여 체지방이 많은 상태가 되어 비만형이 되고 거동의 불편함을 느끼는 청소년이 있기도 하다. 이로 인하여 후일에는 건강을 해치는 경우가 있기도 하다. 청소년들이 영양분을 가장 많이 흡수하는 시기는 15세에서 23세까지로 본다. 25세에서 부터는 오장육부의 각 기관이 기능을 발휘하며 성장을 촉진시키는 작용이 한정되어 있는데, 이 시기에 영양분의 과잉공급은 혈액에 찌꺼기가 잘 배설되지 못하여 병이 생길수도 있고 비만의 체질로 될 수도 있을 것이다. 그러므로 노소를 막론하고 체질에 알맞은 영양분과 채소, 과일, 잡곡밥 등 여러 가지 음식물을 골고루 섭취하는 것이 필요하다. 수면은 밤 11시내에 자야 기억력을 회복시킬수 있으며, 아침에 일어나 알칼리성 물을 마시는 것이 혈액을 맑게 하며 반드시 10분~20분 정도 도인(導引)을 하여야 한다. 그럴 시간이 없으면 몸을 움직여 주어야 혈액순환이 제대로 될 수 있다.

45세부터는 혈액순환의 속도가 느려지게 되어 맥과 신경세포가 굳어지고 기의 작용이 둔화되고 신경활동의 저하 등으로 노화가 서서히 진행할 수 있는 것이다. 많은 음식물을 섭취하여도 소화불량을 자주 일으키면 혈액순환의 불균형으로 음식물찌꺼기가 배설되지 못하여 대장, 소장에 끼게 된다. 그 결과 비만이 생긴다. 즉, 그 영양소가 근육과 골격으로 형성되는 것이 아니라 지방질과 독소가 될 수 있는 노폐물로 변하여 허약체질로 변하게 되는 것이다. 그러므로 각종 채소와 과일, 특히 토마토나 양배추 당근, 산약, 다시마, 미역 무 등을 먹고 간혹 고기류에서 단백질을 섭취하면 건강한 체질이 될 수 있다.

3. 건강을 위하여 이성(理性)을 찾아 명랑한 마음으로 살자

　모든 인생들이 세상을 살아가는 중에는 괴로운 일, 슬픈 일, 좋은 일, 기쁜 일, 존경받은 일, 사랑하는 일 등 많은 일들을 겪으며 살고 있다. 그 중에서도 우리가 가장 많이 겪는 일은 가정 생활 속에서의 불화나 사회생활이나 단체생활에서 일어나는 갈등이나 감정적 피해 등일 것이라고 본다. 옛말에 마음에서 병을 일으키고 마음에서 병을 고친다고 하였다.
　특히, 가정생활에서 부부간에 자기 고집과 자기주장 만을 내세워 의견충돌로 인하여 큰 사고나 이혼 같은 불행한 일이 일어나는 경우에는 부부가 모두 가슴에 못을 박게 되고 일생 동안 마음에 상처를 입고 불행하게 살게 된다.
　이를 해결하는 방법은 서로 잘, 잘못을 따지지 말고 남편이 먼저 아내에게 무조건 잘못했다고 인정을 부인에게 심어주고 이해시킨 다음에 부인을 다독여 주어야 한다. 부부간의 언행에는 서로 존중해주고 가정생활에 도움이 되는 말이 있어야 한다. 옛말에도 말 한 마디에 천냥 빚을 갚는다는 말이 있다. 말 한 마디에 감정을 상하는 일이 많으므로, 옳고 그른 것은 후일에 기회를 보아서 남편이 정답게 부인에게 설득하여야 한다. 그런 다음 단학의 도인(導引)수련에서 나오는 머리 빗겨주기, 등뼈 눌러주기, 어깨안마 해주기 등을 해주게 되면 부인의 마음이 풀어지게 될 것이다. 여성은 누구나 마음에 상처를 입거나 자기가 우세함을 인식하게 되면 물불 가리지 않고 자기고집대로 나가는 습성이 있다. 옛부터 여성이 한을 품으면 오뉴월에도 서리가 내린다는 속담이 있다. 또한 여성은 본성이 세밀하고 어떠한 일에 대하여 정확성과 착실한 습성이 있고 인정이 많고 반면에 변덕이 심하기도 하다. 여성에게 억울하거나 나쁜 언사를 하면 감당하기 어려운 요사행위[93]를 부리기도 한다. 시종 진정한 사랑을 베풀면 진정한 애정으로 대한다.

  남성들은 앞일에 대하여 긴 안목으로 생각하여 추진하고 사회적, 경제적, 사교적 활동력은 여성보다 우월하므로 여성들은 그것을 존중해주어야 하고 또 따라야 가정의 평화가 유지되고 가정교육의 본보기가 된다. 남편의 입장에서는 부인의 마음을 달래고 안정시키는 일환으로 공중누각(空中樓閣)같은 헛된 꿈 이야기가 될지라도 앞으로 잘 살 계획이라든가, 지극한 사랑이야기로 설득하여 서로 이성적으로 심리적 안정을 찾은 다음에 기회를 엿보아 서로의 의견 차이를 좁혀나가며 설득과 대화로 의견을 존중하며 부부간에 건강으로 화제를 돌려 남편이 먼저 부인에게 도인(導引)을 시작해주어야 한다. 남편

---

93) 요사행위(妖邪行爲) : 요망하고 간사한 말이나 행동

이 먼저 부인의 머리를 빗겨준 다음 독맥을 어제혈(魚除穴)(p.167, 168 참고)로 부드럽게 아래 위를 문질러주면 기분도 좋아지고 서운한 마음도 풀어지게 된다.

 모든 인간은 인간본심(人間本心)이라는 것을 가지고 있다. 가정, 사회, 국가 등 모든 단체는 진정한 인간본심에 따르게 되는 속에서 모든 것이 이루어지고 있다. 가정생활에 있어서는 가정에 알맞은 경제생활과 가정평화를 위해서는 부인에게 가정경제의 주도권을 맡기는 편이 평화적이다. 그러나 성격에 따라 그릇된 주장과 고집으로 남편을 무시하고 잔소리하는 여성이 있는데, 이는 어떤 면에서 가정폭력이라 할 수 있다. 이런 지경이 되면 남편의 입장에서는 외도를 하거나 경제적으로 손실을 끼치는 행위를 할 수 있어 가정평화는 파괴되는 것이다. 이런 경우에 가정이 파탄된다면 부부간의 건강은 무관심 속에서 나빠질 수 있는 것이다. 뿐만 아니라, 의견충돌로 인하여 이혼 등 서로의 마음에 상처를 입히게 되고 영원히 죄의식으로 남아 괴로워하고 심장병이나 홧병 등으로 고통을 갖게 되는 경우도 있다. 즉, 뒷통수의 풍부혈(風府穴), 아문혈(啞門穴) 위치에 있는 자율신경의 충격으로 우울증, 신경쇠약, 불면증이 생기며 간(肝)에서 혈액 조절과 해독이 되지 못하고 고민과 걱정으로 스트레스를 받게 된다.

※ 이혼한 남녀(男女)들은 사회진출과 사회 여러사람들과 어울릴 때 성격상의 차이점을 나타내게 된다. 남녀간 성격상의 다툼에서 오는 이혼율과 부부간 자존심의 고집을 꺾지 못하는 이혼율이 비등한 것으로 통계적 발표가 있었다. 또한 이혼한 남녀가 노후의 건강유지상태는 고독감에서 오는 우울증과 외로움, 타인으로부터 무시당할 때 오는 분노 등은 혈액을 탁하게 만들어 병이 되는 경우도 있다.

또한 자녀들의 원망과 불만, 존경의 부재와 무시로 인하여 외롭고 쓸쓸함이나 소외감, 고독감을 풀지 못하여 사회에서도 존경받지 못하고 쓸모없는 인생으로 전락하게 되는 경우를 많이 볼 수 있다. 그중에서도 가장 외롭고 슬프고 눈물어린 고독감은 자손이 있다하더라도 무관심과 무시 또 건강악화로 인한 슬픔이 가장 클 것이다. 그러니 마음과 육신과 정신적 건강을 위하여 부부간 일생을 함께 살며 헤어지지 않을 것을 권유한다.

※ 지금의 젊은 세대들이나 중년의 세대들은 세월이 흐르고 시대가 바뀌어 과학적인 새로운 물질의 개발로 인하여 편리한 생활에 휩쓸려 좋은 것만 알고 나쁜 것은 모르면서 살게 되어 훗날에 큰 난관과 고통이 오게 될 때 이를 극복하지 못해 타락된 마음으로 나날을 걸을 수도 있으므로 두루두루 섞여서

살아가는 마음을 길러내는 인생이 되어야 할 것이다.

물론 가장 행복하게 사는 길은 건강하게 사는 길일 것이다. 건강중에서도 노화를 방지하고 병 없는 건강체를 유지하고 산다면 더욱 행복한 인생이 될 것이다. 그러나 아직 노화를 방지하고 건강체를 만드는 현대의술은 아직은 미미한 수준이다. 그러나 단학(丹學)의 기법(氣法)에는 우주의 기(氣)를 몸에 지녀서 평생을 병없이 건강한 체질을 만들어 즐겁게 사는 길이 있는 것이다.

4. 선행(善行)과 악행(惡行)의 결과

모든 사람들이 선행만을 하며 살아나가기란 종교적 입장에서도 어려운 일이라 할 수 있다. 요즘 세계적 추세가 국가, 사회 또는 여러 사람들에게 윤리와 도덕을 벗어나 자기 생활만을 영위하고자 하는 수단으로 부를 축적하고 악행을 일삼는 사람들이 늘어나고 있다. 그러나 이러한 악행으로 일관하는 사람들은 일찍 죽거나 순식간에 망하게 되는 것을 역사적으로 볼 수 있다. 이러한 악행의 상습, 지속적 생활을 하는 사람들의 미래 모습은 비참하다. 결국은 법과 국민과 사회적 심판의 결과로 불구덩이로 들어가게 되는 것과 같으며 이는 조물주(造物主)의 대공식(大公式)이기도 하다. 악행이 누적되기 전에 잘못을 뉘우치고 개과천선(改過遷善)하게 되면 과거의 잘못을 면제받고 앞으로 좋은 운명도 받을 수 있게 된다.

또한 국가나 사회, 여러 사람들에게 좋은 일을 많이 하게 되면 그 기운은 대대손손에게 전하게 되며 그 전통이 이어져 모든 사람들에게 찬사와 사회적 도움을 받게 되고 좋은 운명을 받을 수 있는 기회를 받게 된다. 이 말은 내 말이 아니라 역사적 기록에도 있는 말이다.

어느 나라, 어느 사회에서도 선행과 악행은 공존하고 있으나 선행이 앞서가고 있고 선행이 역사를 승리로 이끌고 있는 것이 역사적 통념으로 나타나고 있다.

修 丹 日 記

-氣가 들어오는 과정의 일기

1988년 3월 2일 소주천을 완성하였다.

일러두기

  수단일기에서 기(氣)가 들어오는 과정은 평상시 독자 여러분들이 보고, 읽고, 느끼는 것 즉, 공통적으로 볼 수 있는 사물이나 우주공간에서 자주 나타나는 물체나 존재하고 있는 사물이 아니고 말이나 글로 표현할 수 없는 수련자 자신만이 볼 수 있는 환상적인 물체가 나타나는 것을 기록한 것이다.

  많은 사람들이 볼 수 있도록 한문보다는 한글로 기록하였다. 어린 시절의 나는 약하고 둔한 사람이라 놀림도 많이 받고, 중년에도 병고에 시달려 정상적인 생활이 어려웠는데, 똑똑한 사람이 되고 싶고 병마에서 벗어나기 위하여 단(丹)의 기(氣)를 수련하여 지금은 건강한 체질로 변하였다.

  우주의 기(氣)를 몸에 지녀서 건강한 체질로 변화시키고 초능력자가 되어 더 좋은 세상을 위해 공헌하고 여러 사람들에게 선행을 많이 할 수 있도록 육신에 천지(天地)의 정기를 받아 기르고 싶은 사람들을 위하여 다소나마 참고가 되기를 바라는 마음에서 이 일기를 쓰게 되었다.

1988년 3월 2일

　밤 10시에 소주천(小周天)이 완성되었다.

1988년 8월 7일

　기(氣)를 임독맥 기행법을 완성시킨 후 오행연기법(五行煉氣法)도 완성시켰다. 이 날은 자동적으로 새벽 4시에 일어나게 되어 4시부터 새벽 6시까지 수련하게 되었다.

1988년 8월 8일

　우주공간에서 흰 색과 자주색의 광구(光球:축구공 정도의 둥근 빛)가 나를 비쳐주었다.

1988년 10월 13일 오후

　하단전(下丹田:임맥에 속한 단전의 밑부위 배꼽에서 손가락 네 개 넓이 아래의 관원혈(關元穴))에 의식으로 기(氣)를 모았는데 그 하단전(下丹田)에서 열기(熱氣)로 불기둥 같은 것이 일어나 백회혈(百會穴)에 솟구쳐 오르는 상태가 1시간 동안 유지되었다. 그 다음 머리에서 노란색의 무지개 같은 것이 공중으로 솟아오르고 난 후 흰색의 연기가 공중으로 퍼져 올랐다.

1988년 8월 20일부터 동년 10월 15일까지

단전(丹田)에 의식만 주고 단전호흡은 하지 않았다. 그 후 다음과 같은 변화가 일어났다.

- 머리도 없고 뱃속에 있는 오장육부도 없는 텅비어 있는 상태가 되었다.(내 자신의 모습이 없는 느낌이 되는 상태)
- 수십미터가 되는 높은 절벽에 앉아있는 상태에서 갑자기 육신이 공중으로 올라가더니 떠다니는 상태의 느낌이 있었다.
- 가느다란 광선이 2일간 눈에 들어오더니 3일 만에 태양(太陽)으로 변하여 나를 비쳐주었다.
- 그 후 아름다운 산천초목을 5일간 비쳐주었다. 그 다음 나 자신이 없는 경지로 들어가 세상이 고요한 경지가 유지되었다. 그리고는 큰 별이 하늘에서 큰 빛을 내며 나를 비쳐주었다.
- 백설(白雪)이 하늘에서 나부끼며 내려지는 모습이 마치 복숭아 꽃잎 같았다. 그 후 40일간 큰 별과 태양이 무지개 같은 색깔을 한 광선과 하늘에서 복숭아 꽃잎 같은 눈이 내리는 모습이 반복하여 보여졌다.

1988년 10월 19일 새벽 4시 30분 경

의식(意識)을 단전에 주면 기(氣)의 압력이 강해져서 자동적으로 호흡이 길어지며 불기둥같은 것이 백회혈(百會穴)과 단전혈(丹田穴)까지 연결되어 오르락내리락 했다.

이때 기괴(氣塊)가 생겨 전신에 퍼지는 느낌을 받았다. 변비가 생겼다.

1988년 10월 20일 새벽

내 모습이 없어지는 느낌이 있었다.

1988년 10월 22일 새벽 4시

기의 압력은 더욱 강해져 손끝, 발끝까지 기(氣)가 오게 되며 퍼지는 느낌을 자주 받았다.

육신이 우주공간으로 들어가는 느낌이 있었으며, 이때는 환희의 기쁨과 기분이 하늘로 오르는 느낌이 들며 펄펄뛰게 기분이 좋아진다.

1988년 10월 28일 새벽4시

단전호흡을 20분 정도 하였다. 그 후 단전호흡이 자동적으로 이루어지며 머리는 하늘로 올라가고 배는 땅이 되는 느낌을 받게 되었다. 머리는 하늘이 되고 배는 땅이 되며 공중에서 머리와 배가 움직이는 것을 눈으로 보고 확인하였다. 표현할 수 없는 기쁨이 있었다.

1988년 11월 3일

 귀에서 갑자기 삐~하는 소리가 났다. 굵직한 기의 압력이 위로 솟구쳤다. 전신에 큰 진동이 생겨 엉덩이가 위로 들썩거리는 느낌이 강하게 왔다.

1988년 11월 8일 새벽 5시경

 오행연기법(五行煉氣法)을 실시하였다. 의식을 단전에 주지 않더라도 기(氣)는 자동적으로 단전에서 좌제협→명치→우제협→단전으로 돌아가게 되었다.
 이때에 진동이 크게 일어났다.

1988년 11월 11일

 자동적으로 단전호흡이 잘 되다가 갑자기 내 자신이 있는 것인지, 없는것인지 분간이 안되는 무아(無我)가 되었다. 마음과 정신, 육체가 고요하기만 하였다. 무념무상(無念無想)의 상태를 유지하게 되었다. 20분 정도 지속되었다. 이때에 1회 호흡의 길이 1분 30초의 단전호흡이 이루어졌다.

1988년 11월 16일

 기(氣)가 공중으로 빠져 나가는 느낌이었다. 10분 정도 느낌을 받았다.

1988년 11월 23일 새벽 5시

　태양의 광선이 유난히 나를 비쳐주었다.

1988년 12월 8일

　기(氣)가 육신이 가는 곳에 정신도 가게 되고 정신이 가는 곳에 기(氣)도 같이 따라다녔다.

1989년 2월 1일

　하늘에서 반짝이는 별들과 황금빛으로 둥근 달이 나를 환하게 비쳐준다. 환희와 기쁨을 느끼게 되었다.

1989년 2월 7일

　전신에 기(氣)가 퍼지는데 손 발끝까지 전기가 오는 것처럼 찌릿찌릿하고 감전된 느낌이 들었다.
　머리가 공간과 같이 텅 비어있는 느낌에서 기(氣)의 압력이 상하(上下)로 올라갔다 내려갔다 하는 것을 오전 6시 경에 앉아있는 상태에서 눈으로는 희미하게 보이고 느낌은 크게 왔다.

1989년 2월 9일 오전 11:30부터 1시 30분까지 수련.

　처음에 호흡을 시작할때는 1분 10초의 호흡길이가 되었는데 의식호흡(意識呼吸)으로 20분 정도 수련을 하니까 주위가 고요해지며 마음이 차분해지고 아무것도 없는 비어있는 마음이 생기더니 단전호흡의 길이가 3분 정도로 길어졌다.

나도 모르게 기쁨과 즐거움으로 휩싸였다. 잠시 후 남근(男根)과 그 부위가 기(氣)가 가득 차있는 느낌으로 발기가 되어 작대기같이 크게 솟아있는 상태가 유지되었다.

잠시 후 기는 머리 위로 솟아오르고 의식호흡으로 기를 발바닥에 있는 용천혈(湧泉穴)로 내리니까 기(氣)가 용천혈로 내려가는 느낌이 전기가 오는 것처럼 느껴졌다. 이런 경지가 10분 정도 유지되었다.

그리고 뱃속이 텅 비어있는 상태를 유지하더니 갑자기 길이 13cm 정도 폭이 8cm 정도의 대롱 같은 것이 뱃속에 들어있는 것이 두 눈으로 확실히 보였다. 나는 크게 기뻤고, 느낌으로 그 대롱속에 우주의 에너지(氣)가 채워져 있는 느낌이 들었다.

1989년 2월 11일 오전 8시 30분

나는 느닷없이 크게 기쁨에 쌓여 "오오(吾悟 : 깨달았다)"를 외쳤다. "이제 나는 무애(無礙)[94]로다."라는 말이 저절로 나왔다. 부단노력(不斷努力)은 성공의 바탕이 되었다. 오오(吾悟) 통재야(通才也)[95]!라고 큰소리로 외쳤다. 나는 3시간

---

94) 무애(無礙) : 아무런 거리낌이 없는 상태

만에 깨우치게 되었다. 이제는 세상을 통달하였다고 자만하게 되었고, 그러자 머리가 무겁고 갑자기 흐리멍텅하고 어지러워졌다. 여기서 나는 또 한번 주제넘은 생각을 하면 안되는구나 하고 깨우치게 되었고 그제서야 머리가 정상적으로 회복되었다.

그 후 나는 의식으로 기를 좌, 우, 상, 하로 보낼 수 있었다. 또한 의식으로 기를 백회혈(百會穴)과 용천혈(湧泉穴)로 자유자재로 보낼 수 있게 되었다.

의식으로 기를 태극(太極:우주만물이 생긴 근원, 즉 하늘과 땅이 갈라지기 전의 상태)의 상태로 단전에 주면 기가 온몸에 퍼지며 육체가 황홀한 경지에 들어가게 되어 그 기쁨은 그 무엇과 비교할 수 없을 정도로 컸다.

내쉬는 호흡에서는 육신 전부가 황홀한 경지를 이루며 하반신(下半身)이 공중으로 올라가는 느낌과 펄펄 뛰고 싶은 기분이었다.

1989년 2월 12일 꿈

갑천(甲川)을 건너가는데 갑자기 냇물이 없어지면서 내가 가는 곳에 아름다운 비단천을 깔아놓은 상태가 꿈에 보였다.

---

95) 통재야(通才也) : 나의 재능이 우주에 통달되었다.

1989년 2월 13일 새벽 5시

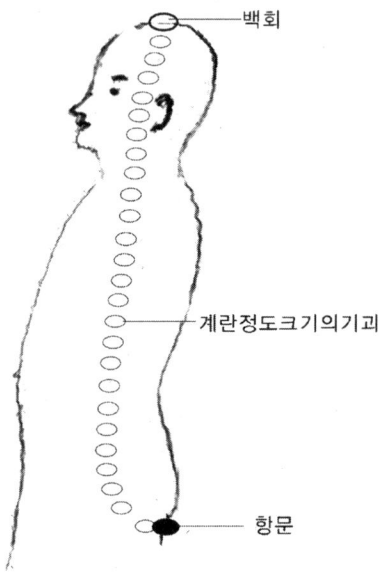

꿈도 아니고 생시도 아닌 상태로 누워있었는데 키가 크고 미모가 뛰어난 사람이 나의 항문에 계란 정도 크기의 기(氣)의 덩어리를 계속 집어 넣는 것을 마음의 눈으로 보았다.

그 기(氣)의 뭉치가 토막토막 잘라져 있는 것을 백회(百會)에까지 차도록 항문으로 집어넣는 것이 보였다. 이때 뱃속은 텅 비어져 있었고 바로 그 텅빈 곳에 기괴(氣塊)[96]를 집어 넣는 것이었다. 이것은 마치 내 뱃속의 오장육부를 빼고 비워 그 속에 우주의 기를 넣는 것 같았다.

---

96) 기괴(氣塊) : 기의 덩어리

1989년 2월 7일~1989년 2월 20일

표현하기 어려운 환희의 기쁨이 계속되었고 이때 기지압력(氣之壓力)97)으로 지구(地球)를 빨아 들이마시는 느낌이었다.

1989년 2월 28일

숨을 들이 마실때는 큰 지구(地球)의 덩어리를 들이마시는 느낌이었다. 이때 느닷없이 자연스럽게 생사(生死)의 시조(時調)가 흘러나왔다. 시조는 생략한다.

1989년 3월 4일

단전호흡을 하면 복부에 기(氣)의 덩어리가 가득히 채워져 있는 상태에서 단전에서 화끈거리는 뜨거운 열기가 뭉쳐져 있는 기(氣)의 압력이 강하게 느껴졌다.

1989년 3월 9일 오후 5시

태극경지(太極境地)98)가 완성되었다고 생각된다. 단전호흡 시간이 3분에 이르게 되었다. 이때 강력한 기의 압력으로 계란정도 크기의 기를 끌어모은 덩어리가 형성되었다.

---

97) 기지압력(氣之壓力) : 기의 힘으로 우주의 기를 끌어당기고 올리고 밀고 하는 힘
98) 태극경지(太極境地) : 우주만물이 생긴 근원의 본체

1989년 3월 15일

  뱃속에 공동(空洞 : 배속이 아무것도 없이 텅 비어있는 상태)의 현상이 더 넓어졌다. 온몸이 크게 진동이 왔다. 계속해서 단전호흡을 하지 않더라도 지구 덩어리가 입으로 들어와 뱃속에 뭉쳐진 태극(太極)의 기에 엉켜지는 느낌이 계속 진행이 된다. 이때 갑자기 누군가 나의 귀에 대고 말을 하는데 이해가 되지 않는 말로 계속해서 사람의 이름을 알려주는데 전혀 모르는 이름이다.

1989년 3월 27일

  오오(吾悟)! 크게 기쁘도다. 나의 기는 우주의 기와 교통되는 기에 도달되었는가? 굵직한 기(氣)의 기둥이 머리의 백회혈(百會穴)을 뚫고 공중으로 솟아오른다.

  오오! 통재(通才)라, 이 기쁨을 누구하고 말할 수 있단 말이오. 기쁘고 또 기쁘도다. 주재주일신(主宰主一神)이시여, 무녀리의 기(氣)를 돌봐주시는 것입니까?

  나는 기쁨에 겨워 3일간을 잠을 못 잤는데 전혀 피곤한 느낌이 없었다.

  숨을 들이마실 때 공중에서 큰 덩어리가 나의 입으로 들어와 목구멍과 가슴을 거쳐 술술 내려가는 느낌이 계속되었다. 나는 속마음으로 큰 기쁨을 느끼면서 순하게 조식호흡(調息呼

吸)을 하는 도중 20분 후 갑자기 굵직한 기(氣)의 기둥이 3, 4분 동안 뱃속에서 불쑥불쑥 하더니 느닷없이 단전에서 줄기차게 솟아올라와 백회혈(百會穴)을 뚫고 공중으로 솟아오르는 것이었다. 이 현상이 2분동안 계속되었다.

1989년 3월 30일

단전호흡을 할 때 우주영기(宇宙靈氣 : 우주에서 나타나는 진한 빨간 색의 광채, 금빛의 광채, 은빛의 광채)가 단전에 모여든다.

1990년 1월 8일

소주천(小周天)을 하였는데 목구멍에서 큰 덩어리가 빠져나왔다. 2분 후 단학(丹學)의 원상(原象 : 우주삼라만상을 기록한 것)과 불교의 경전이 되는 반야심경(般若心經)[99]의 문자가 공중에서 내게 환하게 비쳐주었다.

1990년 1월 12일

마음이 고요해지며 나의 모습이 눈에 나타나며, 얼굴, 눈썹, 눈, 코, 입의 모습과 나의 오장육부, 혈액이 나의 몸속에서 순환하는 것이 보여진다.

---

99) 반야심경(般若心經) : 불교의 270자로 된 경전.

1990년 1월 15일

계룡산에서 수련하였다.

단전호흡이 자동적으로 이루어지며 기괴(氣塊 : 기의 뭉치)가 머리와 뱃속에서 자연스럽게 위, 아래로 왔다갔다 하는 것을 느끼게 한다. 계룡산 여러 군데에서 다른 사람들이 수련하고 있는 모습을 보여준다.

1990년 6월 4일 오전 7시 40분

나는 이날 우연히 새벽 5시 경에 일어나게 되었는데, 무의식중에 자동적으로 단전호흡이 되었다. 오전 7시 40분이 되었을 때 갑자기 맑고 파란 하늘이 보이더니 호화찬란한 별들이 유난히 반짝이면서 고요히 나를 향하여 정면으로 비쳐준다. 이때 나는 눈도 뜨고 꿈도 아니었다. 생시와 같았다. 다음에는 찬란한 달빛이 나를 고요히 비쳐주었다. 그리고 이어 태양(太陽)이 나를 눈부시게 광채를 내며 비쳐주는 것이었다. 그리고는 내가 생시에 존재하여 지금 이곳에 있는 것인지, 아니면 공중에 떠있는 것인지 분간할 수 없는 상태가 되었다. 그런데 갑자기 북두칠성의 별들이 나를 향해 광채를 내는 순간, 나르는 새와 같이 공중을 날고 있는 것이었다. 내가 날고 있는 곳은 넓은 공간이었으며 직선적으로 뻗어있는 공간이었다. 그중에서도 내가 가고자 하는 곳을 날아다녔다. 마치 우주대령(宇

宙大靈)들이 나의 영혼(靈魂)을 일시적으로 빼가고 영혼의 세계에서 공중을 날게 한 다음 생시로 돌려보낸 느낌이 들었다. 나는 이 일을 친구들에게 하고 싶었으나 말이 막히고 입이 열리지 않아 하지 못하였다. 그러나 나는 무엇과도 비유할 수 없는 기쁨을 일주일동안 마음과 정신의 세계에서 간직하고 있으면서 그 기쁨과 즐거움을 말이나 글로서 속시원하게 표현할 길이 없었다.

1990년 1월 7일 ~ 1월 20일

단전호흡은 자동적으로 이루어지며 마음과 정신은 고요해지고 강력한 기(氣)의 압력만 일어나고 계속해서 축구공 정도 크기의 광구(光球)만 훤하게 비치기만 하였다.

1990년 1월 21일 새벽 5시

기의 압력이 온몸의 구석구석에 퍼지는 것이 완연히 느껴졌다. 다음에는 기(氣)의 뭉치가 풀어지면서 온몸으로 스며드는 느낌이 들었다.

1990년 1월 22일 새벽 5시

새벽 5시 경에 일어나 기를 소주천으로 돌리게 되었다. 이때 소주천을 약 5분 정도 실시하였다. 그때 축구공 정도 크기의 광구(光球)가 3초 정도의 시간으로 나의 정면을 향하여 그 주위가 환하게 나의 머리를 비쳐주었다.

1990년 1월 24일

아무 생각없이 기(氣)를 소주천(小周天)으로 돌렸다. 그때 10분 정도 되었을 때 느닷없이 기(氣) 뭉치가 백회(百會)를 통하여 나의 육신으로 들어왔다. 나는 이상한 느낌도 없는 상태로 소주천을 계속하였다. 그러는 도중에 나도 느끼지 못하고 있는 상태에서 갑자기 머리가 허공으로 사라진 상태였는데, 나는 그것도 모르고 무의식중에 소주천을 계속하게 된 것이다.

20분 정도 후에 의식이 되살아나 머리가 다시 있는 것으로 의식이 되고 소주천을 수련하게 된 것을 알게 되었다. 이러한 과정은 정신과 마음이 집중되어 무아(無我)의 경지속에서 소주천을 수련하였기 때문이라고 생각이 되었다.

1990년 1월 25일 새벽6시

소주천을 3분 정도 돌렸다. 주먹정도 크기의 기괴(氣塊)가 뜨거운 열을 내며 뱃속의 단전에 들어오는 것이 마음의 눈으로 보였다. 이때 눈을 뜨고 있는 상태였는데, 마치 생시와 같은 모습으로 보이며 느껴졌다. 1개월 전부터 백회(百會)에서 기의 덩어리가 들어오는 느낌이 있었는데 이때는 계속 온 몸에 진동이 있었다.

1990년 1월 26일

　소주천(小周天)을 계속하니까 2개월간 변비가 생겼다. 아침에 일어나 생수 1컵을 마시고 의식을 대장에 주니까 기의 압력이 일어나 이틀 만에 대변이 잘 나오게 되었다. 소주천(小周天)으로 기괴(氣塊)를 1년 정도 돌리면 기괴(氣塊)는 오장육부와 전신에 열기를 발생시켜 얼굴은 열기가 올라와 붉어지고 머리에는 항상 띠를 두른 느낌이며 머리와 얼굴은 항상 붉은 상태가 유지된다.

1990년 1월 27일

　의식으로 기를 공중으로 보내기도 하고 모이기도 하고 흩어지게 하는 기의 활용능력이 자연적으로 생기게 되었다. 의식으로 이합집산송(離合集散送)의 능력이 생긴 것이다.
　오오통재야(吾悟通才也)! 환희의 기쁨이 다시 왔도다.

1990년 2월 23일

　의식을 단전에 주어 기(氣)는 자동적으로 임독맥으로 돌아가 무아경지(無我境地)가 되어 정신과 마음은 고요해지며 기의 압력이 강해졌다.

1990년 2월 27일 밤 10시 10분

　기(氣)의 압력이 강해졌다. 갑자기 백회(百會)에서 퍽하고 떨어지는 소리를 내며 알아들을 수 없는 소리를 내며 기(氣)가 백회(百會)를 뚫고 공중으로 오르는 느낌이 강하게 들었다. 기가 오르는 시간은 5분 정도 였다. 이후부터는 매일 저녁 7시경에는 온몸에 기(氣)가 퍼지는 느낌이 항상 들었다.

1990년 3월 3일

　기괴(氣塊)는 자동적으로 기의 압력에 의해서 위, 아래로 왔다갔다하며 뱃속에 아기가 들어있는 것 같은 느낌을 주었다. 항상 머리와 단전에는 불기둥과 같은 것이 서 있었다.

1990년 3월 12일 새벽 5시

　내 자신이 의식이 있는지 없는지, 육신도 없는 느낌이었다. 무심코 백회(百會)에서 정신이 공중으로 빠져나가는 느낌이 강력히 오게 되었다. 그때 우주가 공(空)의 세계라는 것을 보게 되었다.

1990년 3월 13일 새벽 5시

이보(耳報)현상이 나타났다. 수련을 1시간 정도 하니까 난데없는 소리가 들려왔다. 큰 소리로 떠들만한 장소가 되지 못한 곳이었는데 한동안 있다가 떠드는 소리가 내 귀에까지 가까이 와서 내게 무슨 말을 하는데 이해가 되지 않는 말이 들렸다.

1990년 3월 19일

 단전호흡을 1시간 정도 하였는데 다음에는 호흡을 하는 것인지, 하지 않는 것인지 알 수도 없고, 내 자신이 있는것인지 없는것인지 분간도 못하고 내 자신을 내가 알지도 못한 채 주변만 고요하였다. 그런데 갑자기 나의 육신은 진동이 크게 일어나게 되어 내 자신이 없는 느낌이었다.

1990년 3월 21일

 무념무상(無念無想)으로 마음도 비워졌다. 의식으로 기를 춘천, 인천, 서울, 부산으로 보내어 그곳의 풍경과 사람들의 동정을 알기 위한 기의 훈련을 해보았다. 그랬더니 마음의 눈으로 그 곳들의 풍경이 보였다.

1990년 4월 11일

 천부경(天符經)[100]을 여러 사람들에게 설명을 하려는 순간,

---

100) 천부경(天符經) : 우리 나라의 뿌리사상으로 81자로 구성된 경전으로 하늘, 땅,

전신과 손발이 부들부들 떨리는 것이었다. 마치 거대한 신(神)이 나를 붙들고 마구 흔드는 느낌이 들었다. 또 어느곳인지 분간을 할 수 없었다. 이것은 함부로 설명하지 말라는 뜻으로 생각되어 설명을 중단하니, 그제서야 전신과 손발에서 진동이 멈추게 되었다.

1990년 4월 12일 오후

편안하게 앉아있는 자세였는데 느닷없이 공중에서 백회(百會)와 단전(丹田)에 일직선으로 햇빛같은 광선이 비치며 화살같은 것이 들어왔다. 우주의 기(氣)로 느껴졌다. 그리고는 단전(丹田)에서 뜨거운 열기가 온몸에 퍼졌다.

나는 누구한테 이런 기쁨에 넘치는 말을 할 길이 없었다. 몇 년 전에 우학도인 권태훈 선생이 수련하다가 기쁨이 넘치는 경지에 이르러 구불가상자, 필불가기자(口不可狀者, 筆不可記者 : 말로 표현하기 어렵고, 글로도 표현하기 어려운 일)의 경지가 오게되었다고 했는데, 내가 이런 경지에 도달하게 된 것같은 느낌을 받았다.

1990년 4월 13일 이른 아침

의자에 편안한 자세로 앉아서 소주천을 잠깐동안 임독맥으

사람을 만들어낸 경전으로 홍익인간 이념이 담겨있다.

로 돌리며 코로 숨을 내쉬는 도중 갑자기 온몸이 계속 좌우로 퍼지는 느낌이었다. 다음에는 둥근 형태로 퍼져 나가 마치 우주와 같은 느낌이었다. 즉, 끝이 없고 아무것도 없는 무극(無極)에서 우주만물이 나오게 되는 근원이 되는 태극(太極)이 되는 것이다. 나는 이 마치 이 경지로 들어간 것 같은 느낌이었다.

1990년 4월 15일

마신(魔神)의 말소리가 들렸다. 나는 이때 마음이 고요해지고 잡념이 없어서 심파(心波)가 가라앉아 세상을 깨달았다는 기쁨도, 욕구도, 즐거움도 욕심도 없는 고요한 상태가 되었다. 자동적으로 단전호흡을 하게 되고 갑자기 호흡이 길어졌다. 이때 사람의 형체를 갖춘 것이 나타나더니 내 귀에 대고 아름다운 목소리로 나를 반기며 칭찬을 해주는 것이었다. 5분 정도 경과된 후 순간적으로 지나간 일을 생각해보니 내가 헛것을 본것이며 마신(魔神)이 나타나 내가 정도(正道)로 가는 길을 막고 마신의 편을 따라달라고 하는 것이었구나 하는 생각이 들었다.

1990년 5월 11일

갑자기 4분 호흡이 되는 것 같았다. 아직 4분을 호흡했다는 수련자의 말을 들어본 적이 없었다. 나도 물론 4분의 호흡을 수련한 적이 없었고 아무리 생각해보아도 4분 호흡이 될 수가 없었다. 그래서 앞에 큰 거울을 놓고 4분 호흡을 시도해보았다. 끊기지 않는 4분의 호흡이 되면 복부가 전혀 움직이지 않는 상태가 되고 끊기는 호흡이 되면 복부가 움직이는 상태가 되는 것이다. 나는 4분의 호흡이 끊기는 호흡이었다는 것을 알게 되었다. 숨이 끊기는 순간, 자신도 모르게 순간적으로 꿀꺽 삼키게 된다.

1990년 5월 25일

오후에 방에서 소주천을 수련하고 있는데 갑자기 5분 정도 시간이 경과되었을 때 갑자기 온 방안 전부가 화려한 빛으로 빛났다. 그리고 조금 있다가 기암절벽의 아름다운 산봉우리들의 절경과 아름다운 경치가 방 벽에 마치 영화처럼 잠깐동안 비쳤다.

1990년 5월 26일 새벽 6시경

단전호흡의 시간이 몇분 정도나 되는가 시간을 체크하려는 순간, 원상주문(20년전 권태훈선생으로부터 몇 가지 주문과 원상(原象)의 주문을 배웠다.)의 첫 구절인 수건복곤(首乾腹坤 : 머리는 하늘의 이치가 되고, 배는 땅의 이치가 된다)과 천지정위(天地定位)라는 글자가 공중에서 나타나 내게 비쳤다.

1990년 6월 6일

충북 속리산(俗離山)에 올라가 사방을 바라보며 상관천문, 하달지리, 중찰인사(上觀天文, 下達地理, 中察人事)[101] 하늘과 땅의 기운을 살피고 내려왔다. 내려오는 도중 조용한 곳을 찾아 천지대령(天地大靈)에게 속리산 정기를 10분간 들이 마시고 내려왔다. 내려오는 동안 기괴(氣塊)가 뱃속에서 연동작용(蠕動作用)을 요란스럽게 하였다. 이때부터 기(氣)는 정신이 가는 곳에 따라다닌다는 것을 확실히 느끼게 되었다.

1990년 6월 26일

단전호흡을 5분정도 수련하니 광구(光球)가 주위에 환한 광채를 내며 비쳐주었다. 이때 숨을 코로 들이마실 때 사방 5㎜ 정도 크기의 구슬같은 기괴(氣塊)가 콧구멍으로 들어와 단전과 연결되어 오이 같은 모양으로 뭉쳐졌다.

1990년 6월 28일

낙산사(落山寺)의 한 콘도에서 1시간 정도 수련하였다. 동해

---

101) 하늘의 기운을 땅에다 내리는 것을 중간에 있는 사람이 관찰하여 어떠한 일을 성사시킬 때 쓰는 말.

의 기를 들이마셨다. 손가락 정도 크기의 기괴(氣塊)를 들이마셨다. 조금 있다가 온 몸 전체가 진동이 크게 일어났다.

1990년 7월 3일

아침에 화장실에서 대변이 길게 나오지 않고 대변나오는 모양이 토막토막 잘려서 수제비 같은 모양으로 나왔다.

1990년 7월 5일 새벽 6시

아침 일찍 일어나 원상(原象) 주문(呪文)을 열심히 염송(念誦)하였다. 주문을 열심히 외운 덕분인지 단전호흡이 길고 고르게 자연스럽게 자동적 호흡이 되었다. 그간에 상기(上氣)되어 얼굴이 붉어지고 머리에 띠를 두르는 듯한 느낌이 없어지고 신진대사 작용이 잘되었다. 기분도 좋아져 모든 일을 하면 된다는 의식에서 긍정적인 마음이 생겨 기뻤다.

1990년 7월 7일

2분의 단전호흡이 잘된다. 단전호흡의 길이가 짧을 때는 간혹 변비가 있었는데 2분 호흡을 하면서부터는 변비가 없어지고 기의 압력으로 방귀가 자주 나오게 되었다. 그런데 방귀가 구린 냄새가 전혀 없다. 기괴(氣塊)가 들어오면서부터 마음의 눈이 생겨 속에 있는 것들을 볼 수 있었다. 내 대장 속 내부는 2㎝간격으로 되어 공간과 기(氣)의 압력으로 채워져 있는 게 보였다.

1990년 7월 21일

우주도(宇宙道)로 들어가는 입장에서 깨달음을 얻었다.

갑자기 나쁜것도, 사랑도 미움도 시기도 존경, 욕심, 슬픔, 기쁨도 없는 무의식의 세계로 들어가고자 생각하게 되었다. 우주본연지성세계(宇宙本然之性世界) 즉, 나의 육신 모든 것을 버리고 우주로 돌아가는 생각을 하게되었다.

1990년 8월 3일

머리가 하늘이 되고 배가 땅이 되어 기(氣)의 압력에 의하여 위 아래로 올라갔다 내려갔다 하는 것을 마음의 눈으로 보았다. 내 속의 오장육부가 환하게 보여지고 정력이 많아져 성욕이 자주 일어난다.

1990년 9월 26일

원상(原象) 주문(呪文) 공부를 열심히 하게 되었다. 우학도인 권태훈선생께 원상의 주문을 함부로 발설하지 말라는 부탁을 여러번 들었다.

1990년 10월 1일

환상(幻想)이 나타난다. 그러나 여기에 마음을 쏟지 않고 무념무상(無念無想)으로 소주천만 실시하였다. 다음에는 공중에서 누군가 내 이름을 부르는 듯한 환청(幻聽)이 들렸다. 이상하게 생각되어 권태훈선생께 물어보았다.

선생은 마신(魔神)이 나의 담력을 시기하여 정기(正氣)가 있는 것인지 사기(邪氣)가 있는 것인지 실험하는 것이니 마음을 쏠려서는 안된다고 충고를 해주었다.

만일에 마신(魔神)에 쏠리게 되면 나쁜 일을 하게 된다고 충고를 해주었다. 권태훈선생께 크게 감사하는 마음을 간직하게 되었다.

1990년 10월 2일

나는 의식으로 내 몸에 기(氣)가 들어오게 되면 기(氣)가 들어오는 것이 눈으로 보여졌다.

이때 의식으로 천지(天地)의 기를 백회(百會)로 들어오게 하면 굵직한 기(氣)가 백회로 들어오는 느낌을 받게 된다. 정(精)이 풍부하면 단전호흡 수련으로 인하여 정력이 기(氣)가 되어 몸에서 우주의 기(氣)와 명합(冥合)하여 내 몸에서 꿈틀거리는 작용으로 기(氣)의 압력이 생긴다. 이 과정에 이르기까지 기괴(氣塊)가 항상 생겼으며 방귀를 자주 뀌게 되었다. 기괴(氣塊)는 12개월이 경과되면 육체로 들어가게 되어 없어지고 강력한 기(氣)의 압력만이 남게 된다. 구린내가 나지 않는 방귀가 자주 나오게 되었다. 방귀가 자주 나오는 것은 기(氣)의 압력이 위, 소장, 대장을 꿈틀거리게 하며 위장의 신축작용을 촉진시키고 신진대사 작용을 돕게 하는 것이다. 방귀도 12개월이 지나면 없어지게 되고 간혹 소화가 잘 안되거나 변비가 있을 때 의식을 위장이나 대장에다 주면 방귀가 나오면서 기(氣)의 압력으로 변이 잘 나오게 된다. 기의 압력이 작용할 때는 생수를 많이 마셔야 한다.

1990년 11월 1일

소주천으로 기를 임독맥에 돌아가게 하였다. 처음에는 기괴(氣塊)가 묵직하게 돌아가게 되었다. 10일 정도 소주천을 실시하니 기괴의 크기는 주먹정도에서 은행알 정도 크기로 줄어져 기괴에 참기름을 칠한 듯 임독맥으로 매끄럽고 부드럽게 의식에 의해서 자동적으로 소주천이 실행되었다.

20분 정도 소주천을 수련하였을 때 기괴(氣塊)는 없어지고 백회혈(百會穴)과 하단전(下丹田)사이에 굵직한 기(氣)의 기둥이 서 있어서 남근(男根)이 발기가 되어 일어섰다. 이때에는 단전에 의식을 주지 않더라도 자동적으로 기(氣)가 순수하게 임독맥으로 돌아가 소주천이 순수하게 이루어지며 기괴(氣塊)

가 몸속으로 들어가게 되어 사라졌다. 최고의 기쁨이 오고 말이나 글로서는 표현할 수 없는 경지가 되었다.

1990년 11월 12일

소주천으로 기를 임독맥으로 돌리면 기(氣)가 백회(百會)에 모여졌다.

1990년 11월 14일

기(氣)가 단전에 들어와 채워져서 기를 임맥과 독맥으로 돌릴 때 뱃속에서 꾸르륵 거리는 소리가 났다. 소주천을 1년정도 수련하면 ①뱃속이 안정감이 들며 마음이 자연자태하여 갑자기 위급한 상황이 닥치더라도 안정감을 유지하며 자연스럽게 대처하는 능력이 나오게 되는 것을 느낀다. ②기괴가 몸속으로 들어가게 되면 뱃속에서 꾸르륵 소리가 나지 않는다. ③아침식사를 하면 점심 저녁을 먹지 않더라도 배도 고프지 않다. ④머리에 강력한 기의 압력이 들어와서, 텅 비어있는 느낌을 받게 된다.

1990년 11월 16일

깨달음의 느낌이 오게 되었다. ①우주만물은 머무름이 없이 우주운행에 따라 운행하여 삼라만상은 항상 변하고 바뀐다.

②세상은 지나가고 다시 오고 변하면서 생사의 진리적 이치가 되는 것이 있다고 하지만, 단학(丹學)의 기법(氣法)은 인생을 영원히 살 수 있는 세상의 기법이다.

1991년 1월 2일

무릎이 뼈근하고 저릴 때 정신을 그곳에 주면 기(氣)가 가게 되어 무릎의 뼈근함이 나아졌다. 내몸에 병이 일어날 때 기(氣)로써 치료할 수 있다.

1991년 3월 16일

홍성 용봉산(龍鳳山)에서 수련하였다. 강력한 기의 압력이 단전으로 들어온다. 용봉산 정상에 올라 기암절벽의 풍경을 보면서 기의 압력을 상단전(上丹田)에 주입시키면서 사방으로 트여있는 넓은 평야의 기(氣)를 들이마셨다. 기의 압력이 강하게 들어와 전신이 뻐거워지며 배가 불러졌다. 양손이 주먹이 쥐어지지 않았다. 필시 큰평야와 용봉산(龍鳳山)의 정기(精氣)를 너무 세게 들이마시게 되어 육신이 잘 움직여지지 않는것이나, 나는 큰 병을 얻은 기분이 되어 속마음으로는 걱정이 되었다. 그때 우학 권태훈 선생이 위급할 때 천지신령(天地神靈)에게 주문을 독송하되 천지신명에 대하여 지(知:우주천지 신령의 지능을 잘 달래야 한다) 신(信:우주천지 신령의 기운의 도력을 믿어야 한다), 행(行:알고 믿어야 하고 그것을 행동에 옮겨야 한다)의 주문으로서 ①색동지상형(賾動志象形) ②변화의의기(變化擬議機) ③법극도리명(法極道理明)을 마음에서 외웠다. 그러자 온 몸이 부드럽게 풀렸다.

1991년 4월 2일

마신(魔神)이 나타나 밤이 되면 천정에서 큰 막대기로 탁탁 두드리는 소리를 내어 우리 가족들을 놀라게 했다.

1991년 4월 18일

계속해서 4월 18일까지 무심으로 기(氣)를 임맥과 독맥으로 돌려 소주천(小周天)을 실시하였다. 갑자기 두경(頭頃)이 텅 비어있는 상태며 육신이 위로 솟아 있는 상태로 기의 압력으로 온 육신에 진동이 일어났다. 기쁨이 오는 느낌을 강하게 받았다.

1991년 7월 17일

기(氣)가 오행연기법(五行煉氣法)과 임독맥으로 돌아가는 소주천의 순행이 마음의 눈으로 보였다. 기(氣)가 머리로 집중되는 느낌이 왔다. 압인지기(壓人之氣)[102]가 자동적으로 백회(百

---

102) 압인지기(壓人之氣) : 사람의 몸에 기의 압력이 있다.

會)로 집중되어 공중으로 솟아오르는 느낌을 주었다.

1991년 7월 18일

　기(氣)가 역류로 돌아갔다. 종전에는 기가 임맥의 단전에서 독맥의 장강혈(長强穴)로 기가 올라가 임독맥 기행법이 되었는데 오늘부터는 기(氣)가 그 반대로 독맥의 장강혈(長强穴)에서부터 임맥의 관원혈(關元穴)을 지나 단전(丹田)을 거쳐 명문혈(命門穴)의 임맥으로 기가 오르는 역류현상으로 돌아갔다.

1991년 8월 22일

　무념무상속에서 소주천을 수련하다가 하늘을 쳐다보게 되었는데 갑자기 별 하나가 큰 빛을 내며 나를 밝혀주었다. 그 별은 바로 금성이었다. 그리고는 두 번째로 큰 빛을 내며 별 3개가 나를 밝혀주었다. 그리고는 세 번째로 별 6개가 나를 밝혀주었다. 그 뒤로 별이 자주 나를 밝혀주었는데, 주로 북두칠성(北斗七星)이 자주 나타났다.

1991년 8월 25일

　2시간 지리산(智異山)의 천황봉(天皇峰) 정상에 도달하여 지리산의 정기를 품기어아인야(稟氣於我人也:지리산의 기를 내게 끌어들인다)하였다. 그러나 집에서 수련하는 것과 다를 것이 없이, 특별한 기(氣)가 들어오는 느낌이 없었다.

1991년 11월 25일 신비한 별들

신비한 별들이 나를 향해 빛을 발했다. 새벽 6시에 이상하게 누가 깨우는 것 같아 급히 일어나 수련을 하려하였으나 잠이 완전히 깨질 않아 다시 누워있었다. 그때 잠이 들락말락 하는 순간 신비한 별들이 원형으로 나를 비쳐주며 빙빙돌며 나를 호화찬란하게 비쳐주었다.

별의 형태 ①, ②

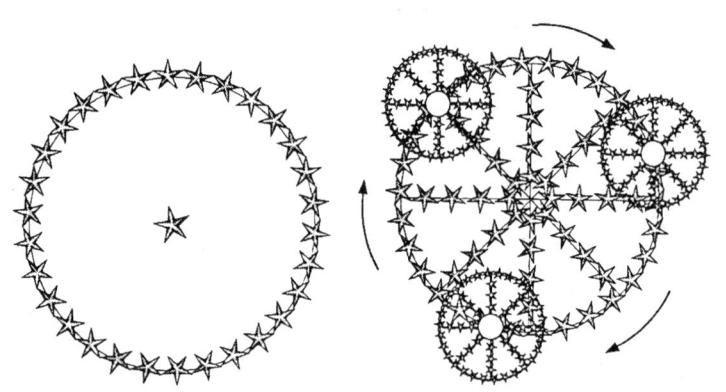

별의 형태 ③, ④, ⑤, ⑥

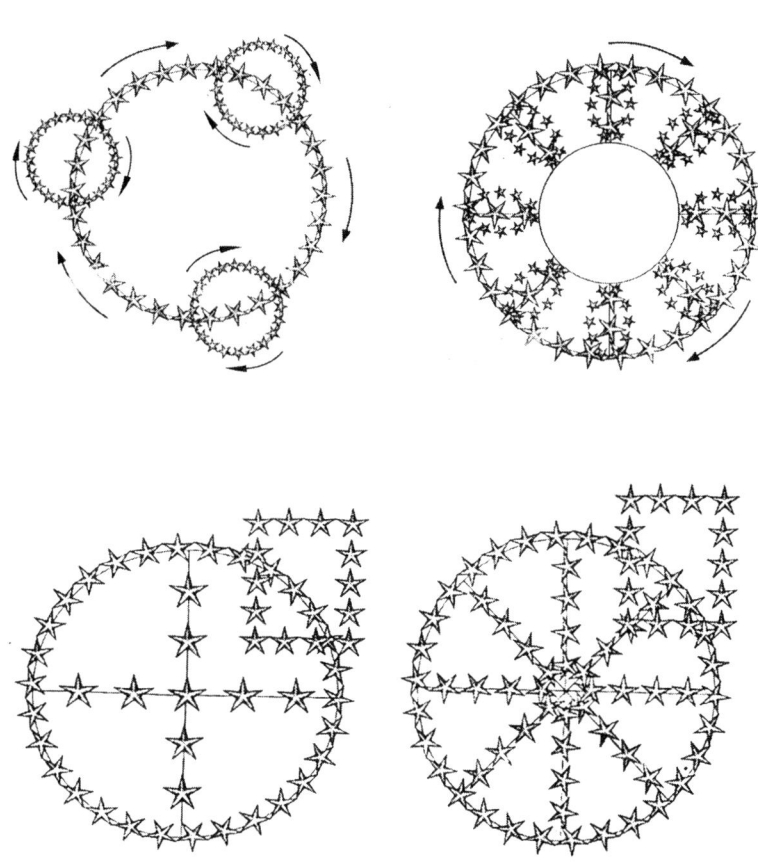

별의 형태 ⑦, ⑧, ⑨

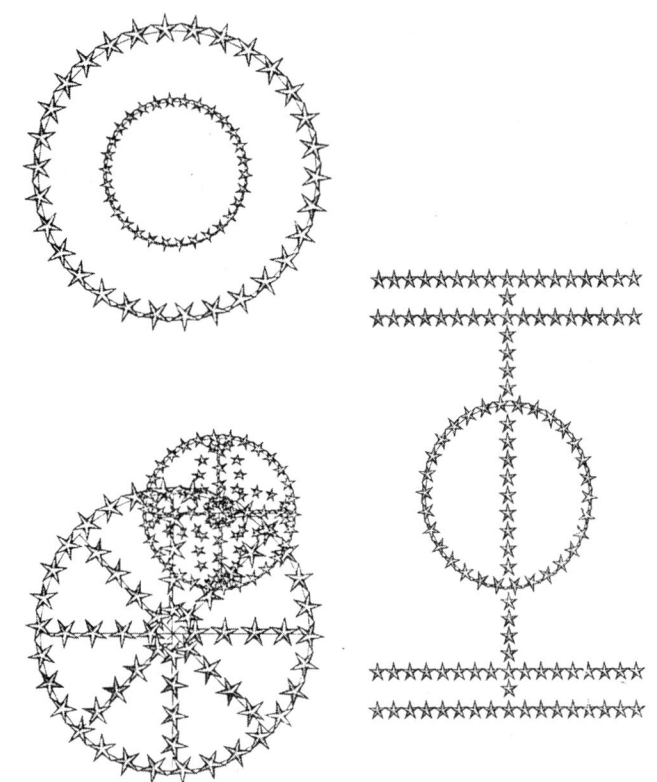

1991년 12월 18일

　가야산(伽倻山) 등산길에 올랐다. 이때 먹구름이 다가오더니 비가 오기 시작하였다. 나는 이때 소주천을 행하며 염력을 하늘에다 넣어주며 주재주일신(主宰主一神)을 인식하고 지(知), 비를 내리지 않을 것을 믿고, 신(信) 비를 내리지 않게 해달라고 기도를 드리고 행(行), 간곡히 하늘에다 비를 멈추게 해달라고 기도를 드렸다. 10분 후 구름속에서 찬란한 햇살이 비추었다. 나는 기뻤고, 그날 무사히 등산을 마치게 되었다.

1992년 1월 25일

  오대산 비로봉(五大山 毘盧峰)에 등산을 하였다. 비로봉의 정기(精氣)를 들이마셨으나 아무런 느낌과 효과가 없었다.

1992년 3월 5일

  수호신(守護神)이 나타났다. 이날 LG보험의 설계사 시험에 합격하였다. 합격자 전원에게 점심을 대접한다 하여 버스에 타려는 순간 갑자기 무릎이 뻐근해지며 누군가 오른쪽 어깨를 잡아 뒤로 재껴서 넘어지고 말았다. 오른쪽 엉덩이가 몹시 따가왔다. 사람들이 병원에 가보라고 하여 병원에서 엑스레이 촬영을 하니 아무 이상이 없다고 하였다. 하지만 그날 같이 점심을 먹으려했던 일행들은 차량 접촉사고로 인하여 모두 점심을 먹을 상황이 못되었었다고 했다.

1992년 3월 10일

  경기도 운악산(雲岳山) 정상에 올랐을 때, 8m높이의 절벽에 약 1m정도의 간격이 있었다. 내 나이 75살이었고 나는 능력을 시험해보고 싶었다. 별것 아니라고 생각하고 그 간격을 건너뛸려고 뒤로 물러서고 있는 순간 뒤에서 누군가 발을 걸어차서 넘어지게 되었다. 그러나 뒤에는 아무도 없었다. 며칠 후 우학도인 권태훈선생께 이런 일을 이야기했더니 나의 육신에 자연의 기(氣)가 퍼져있으니 나를 지켜주는 수호신(守護神)이 따르게 된 것이라고 하여 나는 기쁨에 넘쳤다.

1992년 3월 28일 삼화(三火)의 경지

나는 소주천으로 기를 임맥과 독맥으로 돌릴 때 손끝 발끝이 저릿저릿 할 때가 많아졌다. 그리고 기의 압력이 백회(百會)에서 머물고 있을 때가 많이 있었다. 그래서인지 백회가 백회가 뻐근할 때가 많이 있었다. 궁금하여 권태훈선생께 물어보았더니 선생이 그것은 백회(百會)의 숨통이 터지는 징조가 되는 것이니 계속 소주천을 하면 기(氣)가 공중으로 솟아 삼화(三火)103)가 나올 정도로 기가 솟아 나오는 징조라고 말하였다. 나는 또 한번 기쁨으로 벅차올랐다.

1992년 4월 28일

밤 12시경 모든 가족이 잠들어 있었다. 나는 조용한 틈을

---

103) 삼화(三火) : 부처님의 머리에 부챗살 같은 모양으로 광채가 머리위로 쏟아지는 모양

타 소주천을 수련하였다. 5분 정도 후 갑자기 정전이 되어서 암흑세계에서 무념무상으로 수련을 하는데 갑자기 광구(光球)가 나타나 깜깜한 방을 대낮과 같이 환하게 비쳐주었다. 오호! 기쁘고 또 기쁘도다.

1992년 6월 7일 북두칠성(北斗七星)이 나를 비치다

그간 여러번 반짝거리며 비몽사몽(非夢似夢)간에 무수한 별들이 반짝이는 모습으로 나를 비쳐주었다.

이 날은 저녁 7시부터 10시까지 기가 백회(百會)와 단전사이에 마치 굵직한 기둥처럼 서 있는 상태에서 손끝 발끝에 이르기까지 전기가 오는 것처럼 찌릿찌릿하면서 큰 힘이 들어오는 것 같으면서 백회(百會)에 큰 구멍이 뚫리면서 그 구멍으로 북두칠성(北斗七星)이 들어오는 느낌이 있었다.

1992년 10월 8일

환희의 기쁨으로 공중을 나르다 새벽 3시에 수련을 하게 되었다. 1시간 정도 소주천을 수련하고 있는 도중 앉아있는 상태에서 환한 빛이 내 눈앞에 비치더니 북두칠성(北斗七星)이 선명하게 광채를 내며 나를 비치며 하늘을 돌아다녔다.

나는 갑자기 공중에 떠서 북두칠성을 따라서 날아다녔다. 이러한 경지가 바로 신선이 되려는 것이 아닌가 하는 생각이 들었다.

1992년 10월 15일
울릉도(鬱陵島)를 등산하다 동해의 정기를 들이마셨다.

1992년 10월 20일
천태산(天台山)의 암벽을 오를 때 여러 사람들이 만류하였으나 나는 믿는데가 있어 큰 소리로 색동지상형(賾動志象形), 변화의의기(變化擬議氣), 법극도리명(法極道理明)을 천,지,인(天,地,人)에게 외우고 무사히 밧줄을 타고 정상에 올라갔다.

1992년 10월 30일
오대산 비로봉(五大山 毘盧峰)에 올라 정기를 들이마셨다.

1992년 12월 7일 무아(無我)의 경지
새벽 4시 30분에 일어나 단전호흡을 30분 정도 하였는데 뱃속에서 천둥치는 것처럼 꾸륵꾸륵 소리가 요란하게 났다. 조금 있다가 내 자신이 무아(無我)가 되더니 내가 있는건지 없는건지, 육신이 허(虛)로 돌아갔는지 공(空)으로 돌아갔는지 알 수 없는 느낌과 아무런 생각이 없는 경지가 15분 정도 진행되었다.

1993년 3월 4일

구름이 많이 끼어있거나 비가 오거나 천둥 번개가 치는 일기에 수련하였을 때 육신 전체가 뼈근하고 기(氣)가 육신에서 큰 요동을 치는 것이 완연히 나타나고 느낌이 왔다. 즉, 일기가 나쁠 때는 수련을 하지 말아야 하겠다는 생각을 하였다.

1994년 9월 1일

1991년도부터 1992년을 거쳐 1993년도에 소주천을 수행할 때 마신(魔神)이 간혹 나타나 어떤 여인이 내 귀에다 대고 어느 바위 밑에 가면 바람도 없고 인기척이 없어 수련이 잘된다 하여 그곳을 가보면 전혀 호흡할 장소가 아닌 것을 확인하고 돌아온 일이 두 번이나 있었다. 또는 어떤 곳인지 분간이 안 되는 장소에서 여인의 음악소리와 바이올린 연주, 또는 기타 소리가 5번 정도 있었다. 또한 도깨비 같은 사람이 여러 번 나타나 나를 유인하려 한 일이 있었다. 1994년 9월 1일부터는 마신이 나타나는 일이 완전히 사라졌다.

이후로 명선봉(明仙峰)에 오를 때 지팡이가 잘 다듬어져 오르는 중간 중간 길목에 놓여져 있던 일이 3번 정도 있었다.

1994년 10월 26일부터 2006년 6월 25일까지 나는 비몽사몽(非夢似夢)간에 북두칠성과 무수한 별들이 찬란한 광채를 내는 공중속으로 날아다니는 상황이 1시간 동안 연출이 되어 기쁜 마음으로 즐거운 날을 보냈었다.

　이 수단일기를 쓴 것은 앞으로 수련자들이 수련하는데 다소라도 도움이 되기를 바라는 마음으로 간단하게나마 경험을 쓴 것이니 참고하시기 바란다. 물론 수련자들이 모두 같은 물체를 보는 것은 아니고 각자 수련정도와 사람에 따라 다르게 보일 수도 있다는 것을 말한다.

人間開發

국민건강을 위한
丹의 氣수련 체험에서 얻은
건강체질개선과 능력개발의 단전호흡

인쇄일 : 2011년 12월 13일
발행일 : 2011년 12월 15일
저 자 : 송 주 섭
발 행 : (주) 웃는나무
발행인 : 정귀영
　　　　대전광역시 동구 태전로 66-4(삼성동)
　　　　TEL. 042) 252-7208 / FAX. 042) 255-7209
등록번호 : 동구 제243호